全国医药职业教育药学类专业特色教材

（供药学类、食品药品类及相关专业用）

生物制药工艺实训

主　编　张天竹　林凤云　刘　巧

主　审　杨元娟　唐　倩　杨宗发

副主编　刘艺萍　李翠芳　马　潋

编　者　（以姓氏笔画为序）

马　潋（重庆医药高等专科学校）

王　双（重庆医药高等专科学校）

韦丽佳（重庆医药高等专科学校）

邓才彬（重庆医药高等专科学校）

朱照静（重庆医药高等专科学校）

向小洪（重庆医药高等专科学校）

刘　巧（重庆医药高等专科学校）

刘　阳（重庆医药高等专科学校）

刘艺萍（重庆医药高等专科学校）

江尚飞（重庆医药高等专科学校）

李翠芳（重庆医药高等专科学校）

邱妍川（重庆医药高等专科学校）

张天竹（重庆医药高等专科学校）

张慧梅（重庆医药高等专科学校）

林凤云（重庆医药高等专科学校）

蒋　猛（西南药业股份有限公司）

谢　阳（重庆医药高等专科学校）

中国健康传媒集团

中国医药科技出版社

内容提要

　　本教材为"全国医药职业教育药学类专业特色教材"之一。全书主要分为发酵工程、基因工程、细胞工程、生物药物提取等模块，包括发酵工业菌种冷冻真空干燥保藏、青霉素仿真实训等30个实训，实训内容以工业化生产内容为依据，同时兼顾高职学校实验实训条件，增强了实验操作可行性。本教材主要供高职高专药学类、食品药品类及相关专业使用。

图书在版编目（CIP）数据

生物制药工艺实训/张天竹，林凤云，刘巧主编.—北京：中国医药科技出版社，2018.9

全国医药职业教育药学类专业特色教材

ISBN 978-7-5214-0430-2

Ⅰ.①生… Ⅱ.①张… ②林… ③刘… Ⅲ.①生物制品—生产工艺—高等职业教育—教材 Ⅳ.①TQ464

中国版本图书馆CIP数据核字（2018）第208807号

美术编辑　陈君杞
版式设计　张　璐

出版　**中国健康传媒集团**｜中国医药科技出版社

地址　北京市海淀区文慧园北路甲22号

邮编　100082

电话　发行：010-62227427　邮购：010-62236938

网址　www.cmstp.com

规格　787×1092mm $\frac{1}{16}$

印张　9 $\frac{1}{4}$

字数　143千字

版次　2018年9月第1版

印次　2018年9月第1次印刷

印刷　三河市百盛印装有限公司

经销　全国各地新华书店

书号　ISBN 978-7-5214-0430-2

定价　**25.00元**

前　言

《生物制药工艺实训》是为满足高职高专生物制药技术专业的核心课程生物制药技术需要而编写，其内容设计同生物药品实际生产紧密相连，对学生生物制药工艺职业能力的培养和职业素养的养成起主要支撑作用。本书从菌种保藏、培养基配制、发酵产品生产事例、发酵液预处理等方面，根据各类典型生物药物的生产技术与质量控制等具体工作任务所需的知识、能力及素质要求，组织校内专业教师与校外行业、企业专家共同编写完成。

编写人员深入分析了生物制药技术专业面向职业岗位人群的知识、能力、素质要求和国家职业技能的考核标准，本实训设计了共30项学习性的工作任务。其目的在于强化学生实际动手能力，实现教学活动、教学内容与职业要求相一致，重在使学生掌握生物制药的实用技术，提高学生的专业操作技能，力求体现以职业能力培养为根本的高职教育特色。

其中，实训一、二由张天竹、朱照静编写，实训四由张天竹、蒋猛编写，实训九、十一由张天竹编写，实训三由刘艺萍编写，实训五由林凤云编写，实训六、七由韦丽佳编写，实训八由张天竹、李翠芳编写，实训十由张天竹、邓才彬编写，实训十二由刘巧、张慧梅编写，实训十三、十四、十五、十六、十七、二十八由刘巧编写，实训十八、十九、二十九由李翠芳、张天竹编写，实训二十由张天竹、王双编写，实训二十一由谢阳、张天竹编写，实训二十二由马澂、王双编写，实训二十三由马澂编写，实训二十四由江尚飞、李翠芳编写，实训二十五由邱妍川编写，实训二十六由刘阳编写，实训二十七、三十由林凤云、向小洪编写。附录由张天竹编写。

由于编写人员水平有限，书中存在缺点和不足在所难免，恳请专家、同行及读者批评、指正。

编　者

2018年3月

实训指导

生物制药工艺是生物制药技术专业的一门核心课程，其实训课程占课程总学时的二分之一。实验教学过程要求突出理论知识的应用与实际动手能力的培养，强调实用性与应用性，把掌握基本操作和基本技能放在首位。通过实验，使学生掌握发酵等生物制药技术的特点；通过实训操作，使学生熟悉实验中发酵罐、高压蒸汽灭菌锅等常见设备的使用方法，具有一定分析问题、解决问题和独立工作的能力。

实验实训时要求学生做到以下各项。

1. 实验实训前充分做好预习，明确本次实验实训的目的和操作要点。

2. 进入实验实训室必须穿好实验服，准备好实验实训仪器和药品，并保持实验实训室的整洁、安静，以利实训进行。

3. 严格遵守操作规程，特别是称取或量取药品，在拿取、称量、放回前应进行三次认真核对，以免发生差错。称量任何药品，在操作完毕后应立即盖好瓶塞，放回原处，凡已取出的药品不能任意倒回原瓶。

4. 要以严肃、认真的科学态度进行操作，实验失败时，先要找出失败的原因，考虑如何改正，再征求指导老师意见，决定是否重做本实验。

5. 实验实训中要认真观察，联系所学理论，对实验实训中出现的问题进行分析讨论，如实记录实验结果，写好实验实训报告。

6. 严格遵守实验实训室的规章制度，包括：报损制度、赔偿制度、清洁卫生制度、安全操作规则以及课堂纪律等。

7. 要重视制剂成品质量，实验实训成品须按规定检查，合格后，再由指导老师验收。

8. 注意节约，爱护公物，尽量避免破损。实验实训室的药品、器材、用具以及实验实训成品，一律不准擅自带出室外。

9. 实验实训结束后，须将所用器材洗涤、清洁，妥善安放保存。值日生负责实验室的清洁、卫生、安全检查工作，将水、电、门、窗关好，经指导老师允许后，方能离开实验室。

目 录

实训一 发酵工业菌种冷冻真空干燥保藏

一、实训目的

1.掌握 真空冷冻干燥设备的使用方法；真空冷冻干燥的原理。

2.熟悉 适合真空冷冻干燥保藏菌种的类型。

二、实训原理

真空冷冻干燥保藏法通常是使用保护剂制备保藏菌种的细胞悬液或孢子悬液于安瓿管中，低温下快速将悬液冻结，并减压抽真空，使悬液中水分升华，脱水干燥，形成完全干燥的疏松固体。真空条件下立即融封，形成真空无氧的环境，最后置于低温下保藏，使菌种处于休眠状态进而长期保存。真空冷冻干燥保藏法有三个基本要素：真空、冷冻及低温，在降低水的蒸汽压以加速水分蒸发的同时，冷冻使水蒸气冷凝以减轻真空泵负荷，加速干燥，低温条件则进一步达到加速干燥的目的。

真空冷冻干燥保藏法能够弥补简单保藏方法的不足，充分利用有利于菌种保藏的因素，如低温、干燥、缺氧等，使待保藏细胞或孢子新陈代谢处于高度静止状态，真空冷冻干燥保藏法是迄今为止最有效的菌种保藏法，保藏时间为5～15年。由于真空冷冻干燥保藏法保藏菌种范围广、时间长、存活率高、变异率低，除不产生孢子的丝状真菌外，大多数微生物，如细菌、放线菌等，均可采用此方法。与其他菌种保藏方法相比，真空冷冻干燥保藏法相对较烦琐，需要冻干机等设备，技术要求相对较高。

三、仪器与材料

1.仪器 培养皿、5 ml EP管、接种环、大三角瓶、高压蒸汽灭菌锅、牛皮纸、酒精灯、恒温培养箱、振荡培养箱、离心机、酒精棉球、安瓿管、标签、移液枪、脱脂棉、冻干机（图1-1）、冻干管（图1-2）。

2.材料 2% HCl、牛奶（20%乳液）、血清、50%甘油。

3.菌种 微生物培养物，本次实验使用酵母菌。

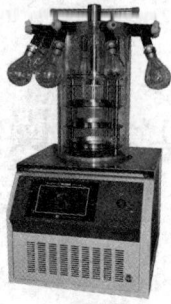

图1-1　实验用真空冷冻干燥机

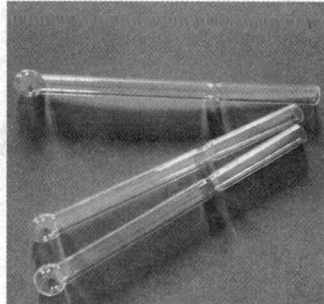

图1-2　菌种冻干管

四、实训过程

（一）安瓿管准备

安瓿管材料以中性玻璃为宜，选取直径约为8 mm、高约为100 mm的中性玻璃安瓿管，先用2%盐酸浸泡8～10小时，再经自来水冲洗多次，用蒸馏水涮洗2～3次至中性，烘干；在每管内放入标有菌号及日期的标签，字面朝向管壁，管口塞好脱脂棉塞，121 ℃下高压灭菌20分钟，备用。

（二）保护剂的选择和准备

（1）选取新鲜牛奶作为保护剂，牛奶首先脱脂，用离心方法去除上层油脂，115 ℃下高压蒸汽灭菌25分钟，备用。

（2）血清需过滤除菌后使用。

（3）配制50%甘油，121 ℃下高压灭菌20 min，备用。

当待保藏菌种为厌氧菌时，保护剂使用前应在100 ℃的沸水中煮沸15分钟左右，脱气后放入冷水中急冷，以除掉保护剂中的溶解氧。

参照具体实验条件选取保护剂。

（三）冻干样品的准备

在适宜的培养条件下将细胞培养至静止期或成熟期，菌种要求为生长良好的纯种、新鲜孢子。斜面培养时加2～3 ml保护剂，用接种环将菌苔轻轻刮起（注意勿刮起培养基），制成菌悬液；如用液体培养，需经离心收集并用灭菌生理盐水洗涤细胞后，收集菌体，用保护剂悬浮制成菌悬液，进行细胞计数，悬液中菌数以10^8～10^{10}/ml为宜。

菌悬液制备完成后尽快分装和冻结。每管分装量0.1～0.2 ml，分装安瓿管时间尽量要短，最好在1～2小时内分装完毕并预冻。分装时应注意在无菌条件下操作。

（四）预冻

−80℃冰箱预冻1～2小时。

（五）冷冻干燥

将冷冻后的样品安瓿管置于冷冻干燥机的干燥箱内，开始冷冻干燥，时间一般为8～20小时。终止干燥时间判断条件如下。

（1）安瓿管内的冻干物呈酥块状或松散片状。

（2）真空度接近空载时的最高值。

（3）选用1～2支对照管，其水分与菌悬液同量，视为干燥完结。

（六）真空封口

安瓿管颈部用强火焰加热拉细，然后采用真空泵抽真空，在真空条件下将安瓿管颈部加热熔封。熔封后的干燥管可采用高频电火花真空测定仪测定真空度。

（七）保藏

安瓿管低温避光保藏。

（八）活化

如果要对菌种恢复培养，可先用75%乙醇将管的外壁消毒，用镊子敲下已开裂的安瓿管顶端，使管破裂，在安瓿管中加入0.5～1 ml无菌水或培养基，慢慢旋转安瓿管，使冻干菌种溶解，然后直接接种到新鲜培养基上，适温培养。

五、实训结果

六、思考题

1.真空冷冻干燥的原理是什么？相对于传统保藏方法（斜面、沙土管、液氮超低温等）真空冷冻干燥的优势是什么？

2.真空冷冻干燥机具体操作流程及注意事项。

3.选择牛奶作为保护剂时，为什么需要脱脂后使用？

实训技能考核评价标准

测试项目	技能要求	分值
实训准备	着装整洁，卫生习惯好 实验内容、相关知识，正确选择所需的材料及设备	5
实训记录	正确、及时、真实记录实验的现象，不得存在虚假	10
实训操作	①正确称量，实验前做好所用实验器具的清洗工作，事先准备废液杯 ②按照实验步骤正确进行实验操作及仪器使用，按时完成	10
	安瓿的清洗与保护剂的准备： ①清洗顺序正确 ②保护剂选择正确 ③按灭菌步骤，安瓿121 ℃下高压灭菌20 min，脱脂牛奶115 ℃下高压蒸汽灭菌25 min	50
	冻干样品的预处理： ①菌种要求为生长良好的纯种，菌龄以处于稳定期为好，孢子新鲜 ②细胞计数准确 ③预冻时间及温度选择准确	
	冷冻干燥： ①真空冷冻干燥机的使用正确 ②真空冷冻终点的判断准确	
	封口及保存： ①火焰拉丝融封操作正确 ②保存温度的选择正确	
清场	按要求清洁仪器设备、实验台，摆放好所用药品	10
实训报告	实验报告工整，项目齐全，结论准确，并能针对结果进行分析讨论，一定要讨论清楚原因	15
合计		100

（张天竹　朱照静）

实训二　发酵工业空气除菌

一、实训目的

1.掌握　发酵工业空气除菌原理。

2.熟悉　空气除菌的方法。

二、实训原理

（一）现阶段空气除菌主要方法及原理如下。

1.辐射杀菌　最常见的是采用紫外光线照射进行无菌室灭菌。253.7 nm波长的紫外线具有极强烈的杀菌效力，它的主要作用是使微生物的DNA分子产生胸腺嘧啶二聚体，导致细胞死亡。无菌室常用的紫外灯功率为30 W，安装在操作台上方1 m高处，每次使用前照射15～30分钟即可。紫外线具有相对较强的杀菌力，但紫外线的穿透力很弱，普通纸张即可完全隔离紫外线，故待灭菌物品必须置于紫外光的直接照射下，而且在一定范围内作用强度与距离平方成反比。此外，紫外线对人体组织有一定刺激作用，眼睛、皮肤受照射后会产生不适症状，比如疼痛、畏光、流泪及视物模糊等，故在无菌操作前应先关闭紫外灯。

2.热杀菌　通过加热导致微生物体内的蛋白（酶）变性而达到杀菌目的。热空气进入培养系统之前，一般均需用压缩机压缩，提高压力。空气压缩后温度可达200 ℃以上，保持一定时间后，便可实行干热杀菌。利用空气压缩时所产生的热量进行灭菌的原理对制备大量无菌空气有重要意义。实际应用中需考虑培养装置与空气压缩机的相对位置、连接管道的灭菌以及管道长度等问题。

3.静电除菌　静电除尘器可去除空气中的水雾、油雾和尘埃，同时也可去除微生物。主要原理是利用静电引力来吸附带电粒子而达到除尘灭菌效果。对于一些直径小的微粒，所带电荷小，不能被吸附而沉降。

4.过滤除菌　介质过滤除菌是使空气通过经高温灭菌的介质过滤层，将其中的微生物等颗粒阻截在介质层中，而达到除菌的目的。

从可靠性、经济适用与便于控制等方面考虑，目前介质过滤法仍有较大优势，也是大多数发酵企业采用的除菌方法。

（二）介质过滤除菌的机制主要有以下方面。

1.惯性碰撞截留作用 空气气流速度大时，气流中的微粒具有较大的惯性力。当微粒在随气流以一定速度向纤维垂直运动过程中受纤维阻挡而急剧改变运动方向时，微粒的惯性作用使它们仍然沿原来方向前进，碰撞到纤维表面，产生摩擦黏附而被截留在纤维表面，这种作用称惯性碰撞截留。

截留区域的大小取决于微粒运动的惯性力，气流速度愈大，惯性力愈大，截留效果也愈好。此外，惯性碰撞截留作用也与纤维直径有关，纤维愈细，捕集效果愈好。惯性碰撞截留在介质除尘中起主要作用。

2.阻拦截留作用 微粒随空气气流向前运动，当气流为层流时，随气流运动的粒子中接近纤维表面的部分由于与过滤介质接触而被纤维吸附捕集，这种作用称之为阻拦截留。

空气流速愈小，纤维直径愈细，阻拦截留作用愈大。但是在介质过滤的除尘除菌中，阻拦截留并不起主要作用。

3.布朗扩散作用 直径小于 1 μm 的微粒在运动中往往产生不规则的布朗运动，使微粒间相互凝集成较大的粒子，从而发生重力沉降或被介质截留。

4.重力沉降作用 重力沉降是一个稳定的分离作用，当微粒所受的重力大于气流对它的拖带力时，微粒就容易沉降。就单一的重力沉降情况下，大颗粒比小颗粒作用显著，对于小颗粒只有在气流速度很慢时才起作用。一般它是与拦截作用相配合的，即在纤维的边界滞留区内，微粒的沉降作用提高了阻拦截留的捕集效率。

5.静电吸附作用 干燥空气对非导体的物质相对运动摩擦时，会产生诱导电荷，纤维和树脂处理过的纤维，尤其是一些合成纤维，更为显著。

悬浮在空气中的微生物微粒大多带有不同的电荷，如枯草杆菌孢子20%带正电荷，20%带负电荷，15%为中性，这些带电的微粒会受到带异性电荷的物体吸引而沉降。此外，表面吸附也归属于这个范畴，如活性炭的大部分过滤效能应是表面吸附作用。

三、仪器与材料

棉花、活性炭、玻璃纤维、超细玻璃纤维纸、石棉滤板、空气过滤器（图2-1）、烧结材料过滤介质、绝对过滤介质微孔滤膜（图2-2）。

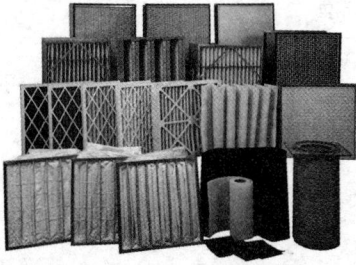

图 2-1 发酵工业常用空气过滤器

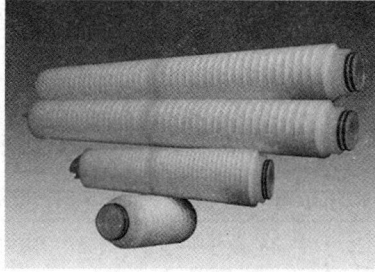

图 2-2 微孔滤膜

四、实训过程

实训车间发酵罐空气除菌操作。

（1）打开空气过滤器疏水阀、压缩空气开关和排尾气阀，排净空气过滤器余水或新更换空气过滤器。

（2）关闭压缩空气开关，排尾气阀适当调小，打开进蒸汽阀门，调节流量，使蒸汽进入空气过滤器进行灭菌，时间30分钟左右。

（3）关闭空气过滤器疏水阀，关闭蒸汽进汽阀，打开压缩空气开关，此时经过空气过滤器的空气为洁净空气。

注意：进蒸汽之前，一定关闭压缩空气进口，以免蒸汽倒灌出现安全事故。

五、实训结果

六、思考题

1.发酵工业中空气除菌最常用的方法是什么？

2.空气除菌的原理。

实训技能考核评价标准

测试项目	技能要求	分值
实训准备	着装整洁，卫生习惯好 实验内容、相关知识，正确选择所需的材料及设备	5
实训记录	正确、及时、真实记录实验的现象，不得存在虚假	10
实训操作	实验前做好所用实验器具的清洗工作，按时完成	10
	灭菌操作程序正确	50
清场	按要求清洁仪器设备、实验台，摆放好所用药品	10
实训报告	实验报告工整，项目齐全，结论准确，并能针对结果进行分析讨论，一定要讨论清楚原因	15
合计		100

（张天竹　朱照静）

实训三　自来水中微生物的培养

一、实训目的

掌握　微生物实验中无菌操作技术方法；标准平皿法对水样中细菌的计数方法。

二、实训原理

水中细菌总数往往同水体受有机物污染的程度呈正相关，是评价水质污染程度的重要指标之一。由于重金属及某些其他有毒物质对细菌有杀灭或抑制作用，因此总细菌数少的水样，并不能排除已被这些物质所污染的可能性。

试验采用标准平皿法对水样中细菌进行计数，这是一种测定水中好氧菌和兼性厌氧菌细菌密度的方法。由于细菌在水体中能以单个、成对、链状、成簇或成团的形式存在，且水中细菌种类繁多，对营养和其他生长条件的要求差别大，不可能找到一种培养基，在一种条件下使水中所有的细菌均能生长繁殖，所以此法所得的菌落数实际上要低于被测水样中真正存在的活细菌数目。细菌总数是指 1 ml 水样在营养琼脂培养基中，37 ℃条件下培养 24 小时后所生长的菌落数。可用于判断自来水是否符合国家标准，是否受到污染。一般规定，1 ml 自来水中总菌数不得超过 100 个。

三、仪器与材料

1.仪器　无菌采样瓶、灭菌移液管、灭菌培养皿、分别盛有 90 ml 及 9 ml 灭菌蒸馏水的锥形瓶和试管、高压蒸汽灭菌锅、电炉、温度计。

2.材料　牛肉膏 3～5 g、NaCl 5 g、蛋白胨 10 g、琼脂 15～20 g、H_2O 1000 ml、pH 7.0～7.2。

四、实训过程

（一）器具灭菌

三角搁架相平，放回内层锅，并加入用报纸包好的培养皿、三角烧瓶、吸管。加盖，并将盖上的排气软管插入内层锅的排气槽内。同时旋紧对称的两个螺栓，使螺栓松紧一致，勿使之漏气。

打开排气阀，使水沸腾以排除锅内的冷气。待冷空气完全排尽后，关上排气阀，让锅内的温度随蒸汽压力增加而逐渐上升。当锅内压力上升到所需压力时，通过高压蒸汽灭菌锅上的按钮调节压力、温度和时间，维持压力至所需时间。本实验用0.1 MPa、121 ℃，灭菌20分钟。灭菌时间到后，切断电源，让灭菌锅内温度自然下降，当压力表的压力降至"0"时，打开排气阀，旋松螺栓，打开盖子，取出灭菌器具。

（二）制备培养基

根据实际需要量，按处方配比称取各成分混合后，加热溶解，调整pH为7.4～7.6，分装于玻璃容器中（如用含有较多杂质的琼脂，应先过滤），经0.1 MPa、121 ℃湿热灭菌20分钟，储存于冷暗处备用。

（三）采集水样

先放开水龙头使水流5分钟，然后用灭菌后的三角烧瓶接取水样，迅速进行分析。

（四）测定细菌总数

1.加水 灭菌吸管吸取1 ml水样，注入其中一套灭菌的培养皿中。共做2个培养皿。

2.加培养基 分别倾注约15 ml已溶化并冷却到45 ℃左右的牛肉膏蛋白胨琼脂培养基，并立即在桌上作平面摇动，使自来水水样与培养基充分混匀。

3.培养计数 待培养基凝固后，倒置，放于37 ℃恒温箱中，培养24小时，然后进行菌落计数。两个平板的平均菌落数即为1 ml自来水的细菌总数。

五、实训结果

1.菌落计算原则 平皿菌落的计算，可用肉眼观察，必要时用放大镜检查，防止遗漏，也可借助于菌落计数器计数。对长得非常接近，但不相触的菌落，应予以计数。对链状菌落，应当作为一个菌落来计算。平皿中若有较大片状菌落，则不宜采用；若片状菌落少于平皿的一半，而另一半中菌落分布又均匀，则可将另一半平皿中菌落数的2倍作为全皿的数目。

2.细菌总数

编号	菌落数（个/ml）
1	
2	
平均菌落总数	

六、思考题

1.如何计算菌落数？

2.在本实验操作中应该注意什么问题？

实训技能考核评价标准

测试项目	技能要求	分值
实训准备	着装整洁，卫生习惯好 实验内容、相关知识，正确选择所需的材料及设备	5
实训记录	正确、及时、真实记录实验的现象，不得存在虚假	10
实训操作	①正确称量，实验前做好所用实验器具的清洗工作，事先准备废液杯 ②按照实验步骤正确进行实验操作及仪器使用，按时完成	10
	器具的清洗与灭菌的准备： ①清洗顺序正确 ②灭菌条件0.1 MPa，121 ℃，20 min	50
	培养基的配制与灭菌处理： ①正确按照处方量计算所需培养基各组分量 ②正确配制，加热溶解，调节pH ③灭菌条件0.1 MPa，121 ℃，20 min	
	采集水样： ①使用灭菌锥形瓶 ②水流5 min后取样	
	测定细菌总数： ①正确加水和培养基 ②保存温度的选择正确 ③菌落数计数准确	
清场	按要求清洁仪器设备、实验台，摆放好所用药品	10
实训报告	实验报告工整，项目齐全，结论准确，并能针对结果进行分析讨论，一定要讨论清楚原因	15
合计		100

（刘艺萍）

实训四　酵母菌发酵工艺条件的优化

一、实训目的

1.掌握　发酵培养基的配制方法。

2.熟悉　用正交试验优化发酵培养基的方法。

3.了解　比浊法测定发酵液菌体浓度的方法。

二、实训原理

酵母菌是一种单细胞真核微生物，在有氧和无氧环境下都能生存，属于兼性厌氧菌。它和高等植物的细胞一样，具有细胞核、细胞膜、细胞壁、线粒体、相同的酶和代谢途经。形态通常有球形、卵圆形、柠檬形和藕节形等，比细菌的单细胞个体要大得多，一般为 1～5 μm 或 5～20 μm。酵母菌无鞭毛，不能游动。

酵母菌是被应用得最早的微生物。截至目前已知有1000多种酵母，根据酵母菌产生孢子（子囊孢子和担孢子）的能力，可将酵母分成三类：形成孢子的株系属于子囊菌和担子菌；不形成孢子但主要通过出芽生殖方式繁殖的称为不完全真菌，或者叫"假酵母"（类酵母）。

正交试验法是利用已经设计好的表格—正交表，来安排试验并进行数据分析的一种方法。它是从全面试验中挑选出部分有代表性的点进行试验，这些有代表性的点具备了"均匀分散，齐整可比"的特点，是一种高效、快速、经济的实验设计方法。正交表的特点：试验点分布均匀、整齐可比，任何一列中各字码（水平）都出现，且出现的次数相等；任何两列中各横行组成的数字对，包含着所有可能的数字对，且各种数字对出现的次数相等。

三、仪器与材料

1.仪器　三角瓶3个、三角瓶封口膜3个、10 ml吸管2支、20 ml试管10支、100 ml容量瓶1个、500 ml烧瓶1个、100 ml量筒1个、接种针、高压蒸汽灭菌锅、牛皮纸、酒精灯、振荡培养箱、离心机、酒精棉。

2.材料 葡萄糖、蔗糖、酵母提取粉、KH_2PO_4、酵母菌。

四、实训过程

（1）将葡萄糖、蔗糖、酵母提取粉、KH_2PO_4作为培养基的主要影响因素，每一因素设定3个水平，进行四因素三水平的正交试验，试验设计如表1；列出水平表，根据生产上发酵的现有了解，把葡萄糖、蔗糖、酵母提取粉、KH_2PO_4四个因素各分成三个水平，根据因素水平表，把正交表的数字代号依次换成该因素和水平的实际数字，正交表实验方案如表2。

表1 正交表试验设计

因素水平	葡萄糖（%）	蔗糖（%）	酵母提取粉（%）	KH_2PO_4（%）
1	1.0	0	0.5	0.5
2	2.0	1.0	1.0	1.0
3	3.0	2.0	1.5	1.5

表2 正交表实验方案

因素水平	葡萄糖（%）	蔗糖（%）	酵母提取粉（%）	KH_2PO_4（%）	OD值
实验1	1（1.0）	1（0）	1（0.5）	1（0.5）	
实验2	1（1.0）	2（1）	2（1）	2（1）	
实验3	1（1.0）	3（2）	3（1.5）	3（1.5）	
实验4	2（2.0）	1（0）	2（1）	3（1.5）	
实验5	2（2.0）	2（1）	3（1.5）	1（0.5）	
实验6	2（2.0）	3（2）	1（0.5）	2（1）	
实验7	3（3.0）	1（0）	3（1.5）	2（1）	
实验8	3（3.0）	2（1）	1（0.5）	3（1.5）	
实验9	3（3.0）	3（2）	2（1）	1（0.5）	

（2）培养基的配制，根据表2中实际各种因素的实验，将菌种摇匀后用无菌移液管吸取5%悬液，接到每一组培养基中（接种量要完全一样）。

接种2小时后，将菌悬液摇均匀后于560 nm波长、1 cm比色皿中测定OD值。比色测定时，以未接种的培养基作空白对照，最终确定最佳培养基的组成及发酵时间。

五、实训结果

因素水平	葡萄糖（%）	蔗糖（%）	酵母提取粉（%）	KH$_2$PO$_4$（%）	OD值
实验1	1（1.0）	1（0）	1（0.5）	1（0.5）	
实验2	1（1.0）	2（1）	2（1）	2（1）	
实验3	1（1.0）	3（2）	3（1.5）	3（1.5）	
实验4	2（2.0）	1（0）	2（1）	3（1.5）	
实验5	2（2.0）	2（1）	3（1.5）	1（0.5）	
实验6	2（2.0）	3（2）	1（0.5）	2（1）	
实验7	3（3.0）	1（0）	3（1.5）	2（1）	
实验8	3（3.0）	2（1）	1（0.5）	3（1.5）	
实验9	3（3.0）	3（2）	2（1）	1（0.5）	

正交实验不能在给出的整个区域上找到因素和响应值之间的一个明确的函数表达式，即回归方程，从而无法找到整个区域上因素的最佳组合和响应值的最优值。而且对于多因素多水平试验，仍需要做大量的试验，实施起来比较困难。

六、思考题

1. 正交分析实验法的优势是什么？
2. 做单因素考查实验的意义是什么？

实训技能考核评价标准

测试项目	技能要求	分值
实训准备	着装整洁，卫生习惯好	5
	实验内容、相关知识，正确选择所需的材料及设备	
实训记录	正确、及时、真实记录实验的现象，不得存在虚假	10
实训操作	①正确称量，实验前做好所用实验器具的清洗工作，事先准备废液杯	10
	②按照实验步骤正确进行实验操作及仪器使用，按时完成	
	正交设计正确，按要求配制培养基	50
	按要求接种培养，取样	
	按要求测定OD值	
	分析实验结果，确定最佳培养条件	
清场	按要求清洁仪器设备、实验台，摆放好所用药品	10

续表

测试项目	技能要求	分值
实训报告	实验报告工整，项目齐全，结论准确，并能针对结果进行分析讨论，一定要讨论清楚原因	15
合计		100

（张天竹　蒋　猛）

实训五　发酵罐的使用

一、实训目的

1.掌握　发酵罐的使用方法；pH电极和溶氧（DO）电极的校正方法；细菌培养方法。

2.熟悉　发酵罐的灭菌流程及操作注意事项。

3.了解　发酵罐的基本结构及各组成部分的作用；pH电极和溶氧（DO）电极的结构及基本原理。

二、实训原理

发酵罐是指用于进行微生物发酵的装置。根据发酵微生物的不同需求，发酵罐分为好氧发酵罐（也称通风发酵罐）和厌氧发酵罐。生物制药工业中主要使用好氧发酵罐生产抗生素、氨基酸、有机酸、酶制剂等药物或原料。由于在生产过程中好氧发酵罐需通入无菌空气，因此其结构比厌氧发酵罐复杂。好氧发酵罐根据其通风和搅拌方式的不同分为机械搅拌通风发酵罐、气升式发酵罐、自吸式发酵罐、鼓泡塔式发酵罐等类型。目前在生物工业中使用最广泛的为机械搅拌通风发酵罐，也称为通用式发酵罐。其优点为实用性能好，适用性强，放大相对容易；缺点为机械搅拌产生的剪切力容易损伤耐剪切力较差的菌体，影响菌体的生长和代谢。本实训主要介绍机械搅拌通风发酵罐（图5-1）。

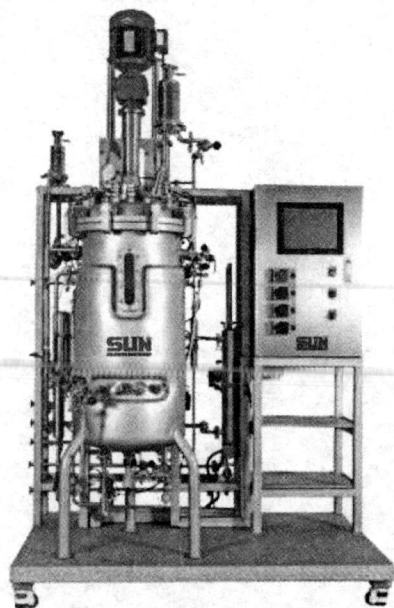

图5-1　机械搅拌通气发酵罐外形图

1.主要结构　机械搅拌通气发酵罐的主要组成部分有罐体、搅拌装置、传热装置、通气部分、进出料口、温控测量系统和附属系统等（图5-2）。

2.**管路系统** 发酵罐的管路系统由上水管路、空气管路、蒸汽管路、循环水管路和下水管路组成。

3.**控制系统** 在微生物发酵过程中，需要保持对发酵液pH值、溶氧浓度、温度、搅拌速度、罐体压力、泡沫高度等发酵参数进行监测和自动调控。各发酵过程参数的监测采用传感器进行在线检测，检测过程所产生的电信号经可编程转换器（PLC）转换成数字信号，并进一步转换成相关设备的动作信号，驱使其动作，实现自动控制。

三、仪器与材料

上海高机生物工程有限公司生产的中国丽系列100 L机械搅拌发酵罐及其控制面板、蒸汽发生器、空气压缩机、纯水系统。发酵罐主要性能指标如下表所示。

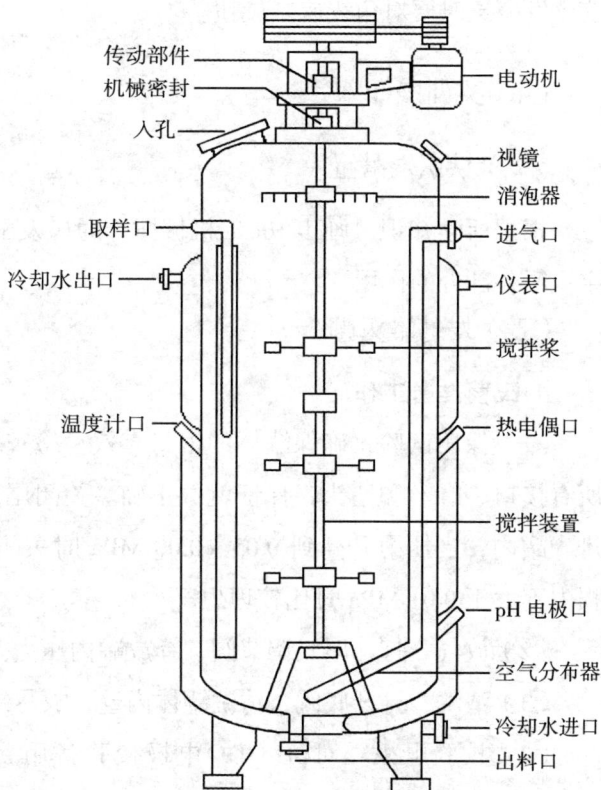

图5-2 机械搅拌通气发酵罐结构示意图

罐体容积	100 L，工作容积：70 L
温控范围	冷却水温：5~65 ℃，控制精度：±0.2 ℃，分辨率：0.1 ℃
灭菌温度	100~130 ℃
搅拌转速	50~600 r/min连续平稳可调；控制精度±0.5%×最高转速
pH控制	控制范围：2~12，控制精度：±0.02，分辨率：0.01
溶氧测量	范围：0~300%；控制精度±5%
工作罐压	0.01~0.2 MPa

1.**蒸汽发生器** 黄灯亮代表需要进水，进水完毕后红灯亮，自动开始加热。其背后有一阀门，是控制蒸汽流出的开关，常开。

2.**空气压缩机** 打开红色按钮，开始通入压缩空气。

3.**发酵罐** 发酵罐上连有电极，当要打开发酵罐时要先将其拆下，避免损坏。在旋紧发酵罐时要对角线旋紧旋钮。

四、实训操作

（一）认识发酵罐

根据所学知识，画出100 L机械搅拌通风发酵罐的结构示意图（剖面图），并以文字说明各部分的作用。

（二）发酵罐灭菌

1.灭菌准备工作

（1）保压试验，确保罐体的密封有效　检查取样阀、底阀是否关闭，检查罐体上所有接口、螺丝和堵头，保证就位正确。关闭尾气调节阀和所有蒸汽阀。使无菌空气进入罐内，当压力升高到 0.05 ~ 0.08 MPa 时关闭进气阀门。观察罐压，1小时内罐压损失不大于 0.01 MPa 时比较理想。

（2）放气　打开尾气调节阀，释放罐内压力。

（3）清洗　打开底阀，清洗罐体内壁，放尽罐内液体，然后关闭底阀。

（4）校验电极　对pH、DO电极校验备用。空罐灭菌时，pH、DO电极应取下。调整好液位电极和消泡电极的位置并旋紧。

（5）关闭阀门　关闭罐体与管路上所有阀门。防止蒸汽进入循环泵和加热器，以免损坏，关闭水源开关。

（6）准备提供蒸汽。

【操作注意事项】所有电机、电极的插头严禁与水或其他污染物接触，防止由此造成电路故障。

2.空消

（1）预热

1）打开控制系统电源开关，选择灭菌辅助程序，设置灭菌温度（一般取值115 ~ 124℃）和灭菌所需时间（10 ~ 40分钟），将搅拌转速设置为 0 r/min，中间温度设置为 0 ℃，进入程序运行。

【操作注意事项】此时循环泵、加热器、电机应不工作，它们的电源可以为关闭状态。

2）提供蒸汽，打开夹套进蒸汽阀、夹套水汽排放阀和尾气调节阀，待夹套内的水排放完毕后，适当关小夹套水汽排放阀开度。此后通过调节夹套进蒸汽阀和夹套水汽排放阀的开度，保持夹套内压力不超过 0.15 MPa。

（2）保温

1）当罐内温度升到100 ℃时，关闭夹套进汽阀，夹套水汽排放阀则维持打开。打开底阀，打开底阀进蒸汽阀，使蒸汽从底阀进入罐内。开始时，尾气调节阀的开度应较大，使罐内的空气排走；2～5分钟后将尾气调节阀逐渐关小，使罐压上升。当温度达到设定温度时，通过调节底阀进蒸汽阀、尾气调节阀的开度，使罐压保持在0.15 MPa以下，按工艺需要将温度保持在所设定的温度上。

【操作注意事项】尾气调节阀不能全部关闭，以保证蒸汽流通达到有效灭菌目的。一般将尾气调节阀固定为某个开度，通过调节底阀进蒸汽阀来实现温度的控制。

2）在对罐体进行空消灭菌时，可对空气过滤器、取样阀、底阀、机封进行灭菌。适度打开过滤器排水排气阀，然后打开滤器进汽阀对过滤器进行灭菌。滤器排水排气阀的开度不可太大，只需保证冷凝水可排出即可。此时应保证过滤器压力表与罐体压力表之间的差值不大于0.05 MPa，否则过滤器滤芯可能会变形损坏。依次打开取样阀、底阀、机封等的进气阀和排气阀，进行灭菌，灭菌时间一般为15分钟。灭完后，先将排气阀关闭，再将进气阀关闭。

（3）降温　当罐内温度达到设定的灭菌温度时，灭菌倒计时开始，当设定的灭菌时间到时，仪器鸣叫。先关闭底阀，再关闭底阀进蒸汽阀，关闭底阀不能用力过猛。停止蒸汽供应。将夹套水汽排放阀、尾气调节阀阀门保持打开状态，使罐压下降。当罐压降至0.05 MPa以下时，打开底阀，放尽罐内冷凝水后，空消结束。

3.实消

空消结束后，将电极装上，然后将配好的培养基加入罐内，即可进行实罐灭菌。

（1）准备

1）取下pH、DO电极口堵头，装上已经校正好的pH、DO电极，调整好消泡电极、液位电极工艺位置，拧紧其紧固螺帽。再次检查其他部件是否就位、密封。

2）按工艺要求从接种口放入培养基。一般培养基的配方量以罐体全容积的70%～75%计算（泡沫多的培养基为65%左右，泡沫少的培养基可达70%～75%），考虑到冷凝水和接种量因素，初始培养基量为罐体全容积的50%左右。

3）关闭水源开关，关闭所有阀门。

4）打开控制系统电源开关、电机电源开关，选择灭菌辅助程序，设置搅拌转速为50～100 r/min、中间温度90 ℃；灭菌所需温度为115～124 ℃；灭菌所需时间为10～60分钟，进入程序运行。

【操作注意事项】此时循环泵、加热器应不工作,它们的电源为关闭状态。

(2)预热 先由夹套通蒸汽加热。打开夹套进蒸汽阀、夹套水汽排放阀、尾气调节阀,待夹套内的水排放完毕后,适当关小夹套水汽排放阀开度。此后通过调节夹套进蒸汽阀的开度,保持夹套内压力不超过0.15 MPa。当罐温达到设置中间温度90 ℃时,仪器鸣叫,此时,搅拌电机自动停止运转。

(3)保温 当罐内温度升到100 ℃时,打开过滤器排水排气阀(开度不要太大,只需保证冷凝水可排出即可)、罐体蒸汽进气阀、夹套水汽排放阀,使蒸汽通入罐内。开始时尾气调节阀的开度应较大,使罐内的空气排走;2~5分钟后将尾气调节阀逐渐关小,使罐压上升。当温度达到设定温度时,通过调节夹套水汽排放阀、尾气调节阀的开度,使罐压保持在0.15 MPa以下,按工艺需要将温度保持在所设定的温度上。

【操作注意事项】尾气调节阀不能全部关闭,以保证蒸汽流通达到有效灭菌目的。一般将尾气调节阀固定为某个开度,通过调节夹套水汽排放阀来实现温度的控制。当罐温达到设定的灭菌温度时,灭菌倒计时开始。

在对罐体进行实消灭菌时,也可对取样阀、底阀、机封进行灭菌。依次适度打开各取样阀、底阀、机封进蒸汽阀门和排气阀门,进行灭菌。灭菌时间一般为15分钟。灭完后,先将出排气阀门关闭,再将进蒸汽阀门关闭。

(4)降温

1)当罐内温度达到设定的灭菌温度时灭菌倒计时开始,当设定的灭菌时间到时,仪器鸣叫。关闭进夹套进蒸汽阀,停止蒸汽供应。将夹套水汽排放阀、尾气调节阀阀门保持打开状态,使罐压下降。当罐内压力降至0.05 MPa以下时,迅速关闭尾气调节阀阀门。

2)调节气体减压阀,将气体输入压力调节在0.2~0.25 MPa之间,打开压缩空气进气阀和过滤器排水排气阀,使空气通入过滤器,将过滤器滤芯吹一段时间后,关闭压缩过滤器排水排气阀。打开压缩空气进气阀,使空气进入罐内。此时应保证过滤器压力表与罐体压力表之间的差值不大于0.05 MPa,否则过滤器滤芯可能会变形损坏。调节尾气调节阀,使罐内保持正压,进入通风冷却。

3)关闭水、汽排放阀,打开冷却水源,打开夹套回水隔离阀、夹套进水隔离阀,打开循环泵电源,打开加热器电源,进入发酵控制状态。先设置到较低的温度,让系统自动降温。同时可以让电机搅拌,但速度先不要太快,待罐盖降至常温后再提速。

4)当罐内降至设定温度时,实消完成。

4.灭菌注意事项

（1）发酵罐灭菌应在完成试车、保压密封试验后进行。保压密封试验：使罐内增压到0.08 MPa，闭罐后1小时内泄压小于0.01 MPa属于合格。

（2）灭菌过程中要时刻注意观察罐压，通过调整尾气调节阀阀门，将罐压控制在0.08～0.15 MPa。严禁超压！

（3）灭菌中要仔细检查有关配件和管阀设备位置、状态的正确性有否安全隐患，要及时处理不安全因素。

（4）实罐灭菌培养基容量中，要考虑蒸汽冷凝水的增加量和培养基浓度。

（5）灭菌后罐体冷却，特别是实罐灭菌后，压力下降迅速，一定要保持罐压为正值，通过调节进出气量，使罐压保持在0.03～0.10 MPa。

（6）各种电极校正、就位，必须在实罐灭菌之前完成。

（7）灭菌时罐体和有关管阀件温度较高，应增加相应保护措施（如手套、栅栏、警示牌等），防止烫伤。

（8）罐体灭菌后应对罐体及有关设备装置进行检查、调整，如各电极口、堵头、接口是否有松动。

（9）正式培养前需对设备再次进行检查，如罐体、罐顶盖、控温、供气和补料系统的阀门、管道及有关设备、装置的就位是否正常，状态是否良好。

（三）发酵操作

1.发酵前准备

（1）发酵操作接种由实罐灭菌后待培养状态进入。

（2）设置参数 按照培养工艺要求，菜单中选择编辑栏目进入设置参数。

（3）进入发酵培养运行，打开循环水路的阀门，水龙头关小，开始运行。

2.接种 当各测量参数显示正常且稳定，罐温稳定在设定（接种）温度时，即可进行接种工作。

（1）准备合格的菌种液。

（2）灭菌酒精盘内倒入医用无水乙醇，点燃就位。慢慢打开接种盖，为了防止罐内气体将火焰吹灭，可将酒精盘适当抬高，然后将接种盖放在盛有乙醇的容器中。

（3）将菌种瓶口放在火焰上过火，并在火焰下拔下瓶塞，小心而迅速地将菌种倒入发酵罐。

（4）盖上接种盖并拧紧，灭掉火焰，并用酒精棉擦洗干净接种口周围。

3.发酵过程控制 按工艺要求调节通气量、罐压。发酵过程中随时观察各控制参数显示情况，适当修正灭菌后参数偏差值。

（1）取样 每隔2小时取样一次，打开取样进气阀和排气阀，对取样阀进行灭菌，取样排气阀应微开，保持15分钟左右，之后，关闭取样排气阀和进气阀。在火焰保护下，用火焰封住取样口，把预先灭菌的取样瓶置于火焰上，拔去瓶塞，打开取样阀（顺时针）取样。取样后，关闭取样阀，再打开取样进气阀和排气阀，进行灭菌。取样后进行显微镜微生物镜检或分光光度计测定吸光度OD值，确定微生物发酵状态。

（2）培养基与酸、碱、消泡剂添加（补料、换液）

1）将酸、碱、消泡剂、培养基等在超净工作台内注入以灭好菌的补料瓶中，拧紧瓶盖。夹紧长端出口软胶管（防止灭菌过程渗液）。把不锈钢插针放入保护套且与胶管补料瓶一起放入高压灭菌锅，灭菌30～45分钟。灭菌后冷却待用。

【操作注意事项】补料瓶不能倒下，口朝上，一定要放稳固；呼吸过滤器端一定不能堵塞。

2）将补料瓶的连接胶管与相应的蠕动泵连接就位。

3）选择补料输液口，取下补料口堵头，用酒精棉沾些无水乙醇涂在补料口上点燃，迅速取出待用不锈钢插针插入补料口并拧紧。

4）系统根据需要空气蠕动泵自动补液。

（四）发酵结束

（1）发酵结束后，将样品全部放出。操作为开启放料阀进气和放气阀门对放料阀进行灭菌，保持15分钟后，关闭放料阀进气和放气阀门。取下放料口套，打开放料阀放料。关闭蒸汽源。

（2）关闭进水阀，对夹套进行排水，最后关闭除出水阀外的所有阀门。

（3）将发酵罐pH、DO电极拆下并按要求保养、存放。根据工艺要求对发酵罐及管路空消或清洗，清洗罐内可配合进水进气、电机搅拌、加温一起进行，如多次换水还不能清洗洁净，则要打开顶盖用软毛刷刷洗罐内部件。操作方法如下。

1）关闭控制开关与电源开关，取下顶盖电极、电机及其连线插头。拔下进气胶管冷凝器，快速接拆下进气过滤器上胶管与接头。

2）拧下罐盖紧固螺丝，小心垂直向上取出罐盖横置于平整桌面，垫好，不要碰撞轴和叶轮，用中性洗涤剂刷洗罐体各部件。

3）清洗后要检查罐上各密封圈、硅胶垫的情况，如有破损要及时更换，安装一定要到位。

4）拧紧罐盖的紧固螺丝，用力要平衡并注意罐盖与罐座之间的间隙均衡情况。

【操作注意事项】

（1）培养结束和再次使用前都必须及时清洗罐体及相关部分，清洗时应注意电器元件、电极接口，不能进水、受潮。

（2）罐盖搬动清洗时只能抓住轴套或顶盖，不能触碰搅拌轴、叶轮和其他易变形部件。

（五）常见故障与排除方法

现象	原因	排除方法
pH 电极无法校准	①放久了没有活化 ②污染 ③电极接插件受潮 ④电极已损坏或失效	①按说明书活化 ②按说明书清洗 ③烘干处理 ④调换电极
DO 电极零位或满度无法调出，反应慢	①放久了没有极化 ②污染 ③电极接插件受潮或需要调换电解液 ④电极已损坏或失效	①按说明书极化 ②按说明书清洗 ③烘干处理，加电解液 ④调换电极
罐压不能保持	①安装不到位 ②密封件损坏 ③阀、管泄漏 ④螺丝松动，或松紧不一致	①细心安装 ②检查更换 ③修理、更换、调整 ④拧紧或调整紧固
供气量不足	①过滤器阻塞 ②供气系统原因 ③分布器堵塞 ④发酵液黏度太高	①更换或清洗烘干 ②检修 ③清洗分布器 ④改变培养液黏度
发酵温度失控	①电器控制原因 ②电加热器损坏 ③循环泵电磁阀损坏	①检查修理 ②更换 ③调换
染菌	①过滤器失效 ②罐、管路密封破坏 ③菌种不纯 ④灭菌不彻底 ⑤操作原因 ⑥实消后冷却和培养过程中罐内负压	①更换 ②检查、调换 ③菌种纯化 ④彻底灭菌 ⑤严格按工艺要求操作 ⑥保持罐内正压
系统控制失灵	①接地不良 ②受强干扰影响	①改变接地情况 ②断电，重新开机
硅胶管易老化龟裂	管没选对或溶液的浓度太高	选择合适的胶管或调整相应的溶液
硅胶管易夹破	硅胶管没装好	仔细安装

五、实训结果

六、思考题

1. 如何进行DO电极的极化?

2. pH电极使用时应如何进行标定?

3. 为何灭菌过程中升温至90℃后,必须停止搅拌?

实训技能考核评价标准

测试项目	技能要求	分值
实训准备	着装整洁,卫生习惯好 实验内容、相关知识,正确选择所需的材料及设备	5
实训记录	正确、及时、真实记录实验的现象,不得存在虚假	10
实训操作	正确完成发酵罐剖面图的绘制,设备结构合理、绘图清晰,各部分组建作用描述正确	20
	灭菌前准备工作有序,无遗漏。电极处理恰当	50
	空消操作规范,步骤正确,时间控制恰当,灭菌彻底	
	实消操作规范,步骤正确,时间控制恰当,灭菌彻底	
	发酵接种操作规范,步骤正确,时间控制恰当;发酵过程控制合理,发酵终点判断合理	
	清洁发酵罐程序正确,清洁彻底	
清场	按要求清洁仪器设备、实验台、摆放好所用药品	5
实训报告	实验报告工整,项目齐全,结论准确,并能针对结果进行分析讨论,一定要讨论清楚原因	10
合计		100

(林凤云)

实训六　典型发酵产品的生产（一）——葡萄酒

一、实训目的

1. **掌握**　用酵母菌发酵制备葡萄酒的基本工艺；发酵的基本原理。
2. **熟悉**　适合发酵工艺的生物制品类型。

二、实训原理

用酵母菌对葡萄浆汁进行乙醇发酵、浸提色素物质和芳香物质。整个过程是一个生化反应，即在无氧条件下，微生物（如酵母菌）分解葡萄糖等有机物，产生乙醇、二氧化碳等不彻底氧化产物，同时释放出少量能量的过程。其过程中产生的乙醇（即酒精），在继续陈酿的过程中再与酒中含有的其他有机酸进一步反应形成具有特殊芳香的酯类物质，使酒质更加清晰透明、色泽美观，滋味更加芳香醇和。反应方程式如下：

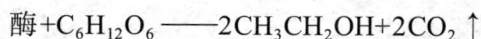

$$酶 + C_6H_{12}O_6 \longrightarrow 2CH_3CH_2OH + 2CO_2 \uparrow$$

该生化反应中，酶（酵母菌的产物）起主要催化作用。酵母又分为天然酵母和人工培养酵母两种。天然酵母又称为野生酵母，常附着在葡萄果皮上，因此，不另外添加酵母的情况下，葡萄带皮也能发酵。但是，葡萄酒的现代化工业生产对发酵的质量和产量都提出了高标准和高要求，一般野生酵母无法完成，因此，要通过另行添加经人工培育和筛选的优质酵母菌种来完成。

三、仪器与材料

1. **仪器**　天平、烧杯、三角瓶、灭菌锅、超净工作台、培养箱、粉碎机等。
2. **材料**　冰糖、纯化水、葡萄。
3. **菌种**　酿酒酵母。

四、实训过程

（一）粉碎

称取100 g提前洗净、自然晾干的葡萄鲜果，加纯化水150 ml，在粉碎机中粉碎，混合成浆，倒入三角瓶中，备用。

（二）加糖

向葡萄浆中加入冰糖5 g，搅拌使其完全溶解。然后用保鲜膜将三角瓶封口包扎。

（三）灭菌

将密封的三角瓶置于灭菌锅中，设定温度121 ℃、压力0.1 MPa条件下，灭菌10分钟。灭菌完成后冷却至30 ℃备用。

（四）加酿酒酵母发酵

按照1%的比例称取酿酒酵母粉，将其溶于37 ℃的温纯化水中活化30分钟，然后添加至三角瓶中搅匀。将三角瓶用保鲜膜包扎好后放入培养箱中，30 ℃培养24小时后取出，再在常温下放置7天，随时观察发酵状况。

（五）过滤

取发酵好的葡萄酒用纱布过滤，再将滤液用微孔滤膜过滤，得到的过滤清液即为葡萄酒。

（六）对葡萄酒进行品尝

通过品尝，了解风味物质。对生产过程及产品做出分析、评价，并提出改进方法。

【注意事项】

（1）葡萄汁发酵后，瓶口不要包扎过紧，防止产生大量气体，瓶子破碎。

（2）容器中的葡萄不要装太满，装三分之二即可，防止发酵后葡萄汁溢出。

五、实训结果

成品标准：带皮浸制发酵而成的葡萄酒应该是澄清的接近葡萄汁颜色的紫红色液体，有葡萄的香甜气味。

六、思考题

1. 为什么不能直接加干酿酒酵母粉？

2. 为什么要在粉碎的葡萄浆中加入冰糖？

实训技能考核评价标准

测试项目	技能要求	分值
实训准备	着装整洁，卫生习惯好 实验内容、相关知识，正确选择所需的材料及设备	5
实训记录	正确、及时、真实记录实验的现象，不得存在虚假	10
实训操作	①正确称量，实验前做好所用实验器具的清洗工作，事先准备废液杯 ②按照实验步骤正确进行实验操作及仪器使用，按时完成	10
	粉碎： ①正确操作粉碎机 ②葡萄晾干	10
	灭菌： ①三角瓶正确封口包扎 ②灭菌温度、时间、压力正确 ③正确操作灭菌器	15
	加酿酒酵母发酵： ①正确活化酵母 ②添加酵母的剂量正确	15
	过滤： ①正确搭建过滤装置 ②正确使用微孔滤膜过滤	10
清场	按要求清洁仪器设备、实验台，摆放好所用药品	10
实训报告	实验报告工整，项目齐全，结论准确，并能针对结果进行分析讨论，一定要讨论清楚原因	15
合计		100

（韦丽佳）

实训七　典型发酵产品的生产（二）——酸奶

一、实训目的

1.掌握　用乳酸菌发酵制备酸奶的基本工艺；酸奶发酵的基本原理。

2.了解　适合发酵工艺的生物制品类型。

二、实训原理

酸奶是以牛奶为原料，利用乳酸菌（lactobacillus）发酵，使牛奶的pH值降至其等电点凝固而成的一种乳制品。

发酵过程会使牛奶中20%左右的糖、蛋白质分解成小分子物质（如半乳糖和乳酸、小的肽链和氨基酸等），保留了鲜奶全部营养成分的同时，酸奶中的乳酸菌还能调节胃肠道正常菌群、保持微生态平衡，提高食物消化率和生物利用度，降低血清胆固醇，抑制肠道内有害菌生长繁殖和腐败物的产生。乳酸菌还能产生人体营养所必需的维生素，如维生素B_1、B_2、B_6、B_{12}等，使各种营养素的利用率得以提高，因此酸奶特别适合乳糖消化不良的人群。

发酵的原理：乳酸菌在无氧条件下时，丙酮酸会接受从3-磷酸甘油醛脱下的由还原型辅酶 I（Nicotinamide adenine dinucleotide，NADH）携带的氢，在乳酸脱氢酶（lactate dehydrogenase，LDH）的催化下形成乳酸。

酸奶的制作主要是利用恒温培养箱或酸奶机进行发酵，只需18～24小时就可酿制成功，且生产设备成本低，操作简单。但是乳酸发酵易受到原料奶的质量和处理方式、发酵剂的种类和加入量、发酵温度和时间等多种因素的影响。

三、仪器与材料

1.仪器　玻璃棒、温度计、水浴锅、烧杯、培养箱、天平、锥形瓶。

2.材料　药用糖、纯化水、500 ml鲜牛奶。

3.菌种　市售酸奶。

四、实训过程

（一）灭菌

将玻璃棒、烧杯、锥形瓶采用水浴加热100℃灭菌30分钟，备用。

（二）加糖

将鲜奶倒入步骤（一）已灭菌的烧杯中，水浴加热至40℃（灭菌温度计控温），加入5%～8%的药用糖，用已灭菌的玻璃棒搅拌使其完全溶解。

（三）接种

取市售酸奶按5%～10%的比例加入步骤（二）中含糖的牛奶中，玻璃棒搅拌混匀。

（四）保温发酵

把已接种的混合物分装于已灭菌的锥形瓶中，加盖后放入培养箱。在43℃培养，每隔30分钟测定pH值和酸度。当混合物的pH值达到4.6～4.8，酸度达到70～80°T时，观察凝乳外观性状。凝乳均匀、致密、无乳清析出，则表明凝乳质地良好，发酵达到终点。

（五）冷藏

把发酵好的酸奶置于冰箱冷藏室中，保持4℃继续放置12小时后，即可食用。

（六）对酸奶进行品尝

通过品尝，了解风味物质。对生产过程及产品做出分析、评价，并提出改进方法。

【注意事项】

（1）所有接触酸奶的容器和器具均应仔细灭菌，操作环境应干净整洁。

（2）加入市售酸奶后一定要搅匀，保证菌种能均匀分布于待接种的奶中。

五、实训结果

制备的酸奶应该是乳白色，表面圆润光滑、黏稠、质地均一的软质凝乳。具有发酵乳的滋味和气味，酸甜适中，无乳清析出。

六、思考题

1. 为什么所有接触酸奶的容器和器具都有灭菌？

2. 为什么鲜奶要加热到40℃后再加糖和酸奶？

实训技能考核评价标准

测试项目	技能要求	分值
实训准备	着装整洁，卫生习惯好 实验内容、相关知识，正确选择所需的材料及设备	5
实训记录	正确、及时、真实记录实验的现象，不得存在虚假	10
实训操作	①正确称量，实验前做好所用实验器具的清洗工作，事先准备废液杯 ②按照实验步骤正确进行实验操作及仪器使用，按时完成	10
	灭菌： ①灭菌温度、时间达到要求 ②灭菌彻底，所有的用具灭菌完毕	10
	加糖： ①牛奶加热温度控制在40℃左右 ②药用糖的加入量计算正确 ③药用糖完全溶解	10
	接种： ①酸奶加入量正确 ②酸奶加入后混匀	10
	发酵： ①发酵温度正确 ②正确测定pH值和酸度 ③正确判断发酵终点	20
清场	按要求清洁仪器设备、实验台，摆放好所用药品	10
实训报告	实验报告工整，项目齐全，结论准确，并能针对结果进行分析讨论，一定要讨论清楚原因	15
合计		100

（韦丽佳）

实训八　细菌质粒DNA提取和琼脂糖凝胶电泳检测

一、实训目的

1.**掌握**　碱裂法提取细菌质粒DNA及琼脂糖凝胶电泳分离鉴定DNA的原理。

2.**熟悉**　碱裂法提取细菌质粒DNA及琼脂糖凝胶电泳分离鉴定DNA的流程。

二、实训原理

碱裂法提取细菌质粒DNA是通过DNA的变性与复性差异而达到分离目的。将细菌悬液在高pH条件下与强阴离子表面活性剂混合，从而使细胞壁破裂，此时细菌内质粒DNA和染色体DNA将同时释放到上清液中。释放出来的DNA遇到强碱性溶剂，其碱基配对会被破坏而变性，但闭环的质粒DNA双链不会彼此分离；只要碱处理的强度和时间适当，当pH恢复到中性时，质粒DNA双链即可迅速再次形成，而染色体DNA由于分子巨大，难以复性。裂解过程中细菌的细胞壁碎片、蛋白质和变性的染色体相互缠绕成大型复合物，被十二烷基硫酸钠（SDS）包盖。用钾离子取代钠离子时，复合物会从溶液中有效地沉淀下来，离心除去变性剂，即可回收复性的质粒DNA。

琼脂糖凝胶电泳是用于分离、鉴定和提纯DNA片段的标准方法。琼脂糖是从琼脂中提取的一种多糖，具亲水性，但不带电荷，是一种很好的电泳支持物。DNA在碱性（pH＞8.0）条件下带负电荷，在电场中通过凝胶介质向正极移动，不同DNA分子片段，由于分子大小和构型不同，在电场中的泳动速率也不同。溴化乙锭（Ethidium bromide，EB）可嵌入DNA分子碱基之间形成荧光络合物，经紫外线照射后，可分出不同的区带，达到分离DNA片段、鉴定分子量、筛选重组子的目的。

三、仪器与材料

1.**仪器**　EP管、试管、振荡培养箱、微量移液器、混匀仪、高速离心机、水平电泳设备、凝胶成像系统。

2.**材料**　酚/氯仿、乙醇、TE缓冲液、100 ml 1×TAE电泳缓冲液、琼脂糖、碧云大质粒抽提试剂盒。

四、实训过程

（一）细胞的准备

（1）挑单菌落接种到含有适量抗生素的培养液中，于37 ℃、225 r/min条件下振摇培养过夜。

（2）将1.5 ml培养物转移至离心管，用微量离心机以10000 r/min转速离心30秒，剩余培养物保存于4 ℃。

（3）尽可能吸干离心管中的液体，保留沉淀。

（二）细胞的裂解

（1）将沉淀重悬于100 μl冰冷的碱裂解液Ⅰ中，完全分散，将两个离心管的管底相互接触，同时涡旋振荡，待溶液变黏稠为止。

（2）每管加200 μl碱裂解液Ⅱ，盖紧管口，快速颠倒离心管5次，切勿振荡。将离心管置于冰上3分钟。

（3）向管中加150 μl预冷的碱裂解液Ⅲ，盖紧管口，颠倒数次，使该裂解液在黏稠的细菌裂解物中均匀分散，然后将离心管冰浴5分钟。

（4）用微量离心机以12000 r/min转速离心5分钟，转移上清液至另一离心管中。

（5）加等体积的酚/氯仿，振荡混合有机相和水相，于微量离心机以最大转度离心5分钟，转移上清液至另一离心管中。

（三）质粒DNA的回收

（1）加2倍体积的乙醇，振荡混合，-20 ℃放置15分钟，以沉淀核酸。

（2）用微量离心机以12000 r/min转速离心10分钟，小心吸去上清液，倒置离心管于纸巾上以尽量排干所有液体，收集沉淀。

（3）加1 ml 70%乙醇于沉淀中，盖紧管口，颠倒数次，用微量离心机以12000 r/min转速离心5分钟，立即小心地尽量吸干所有液体和管壁上的液滴，离心管开口置于室温，使残余的乙醇挥发，直至管内无可见液体（5~10分钟）。

（4）用50 μl含RNase A的TE缓冲液溶解核酸，温和振荡数秒钟，贮存于-20 ℃，以备酶切分析。

（四）琼脂糖凝胶电泳观察

（1）称1g琼脂糖，放入250 ml锥形瓶内，加入100 ml 1×TAE电泳缓冲液，加热煮沸，室温放置，待其冷却到60℃左右，倒入封好的电泳板上。吸取2 μl质粒，加入1 μl上样缓冲液，混匀。将质粒样品点入到琼脂糖凝胶的上样孔中。

（2）连接好电泳槽和电泳仪，以5 V/cm恒压电泳。电泳1.5～2小时后关上电泳仪。

（3）取出凝胶，放入染色槽内，加入EB或Gel safe核酸染料（5 μl/100 ml），轻轻摇荡15分钟。将染色液倒入储存桶内，在染色槽内加入自来水，轻轻摇荡10分钟。

（4）将凝胶放到透射紫外观察仪（或凝胶成像系统）观测，拍照记录电泳条带。

五、实训结果

六、思考题

1.试述碱裂解法分离染色体DNA和质粒DNA的原理。

2.在细胞准备过程中，为什么要尽可能吸干离心管中的液体？

3.在细胞裂解过程中，等体积的酚/氯仿起什么作用？

实训技能考核评价标准

测试项目	技能要求	分值
实训准备	着装整洁，卫生习惯好 实验内容、相关知识，正确选择所需的材料及设备	5
实训记录	正确、及时、真实记录实验的现象，不得存在虚假	10
实训操作	①正确称量，实验前做好所用实验器具的清洗工作，事先准备废液杯 ②按照实验步骤正确进行实验操作及仪器使用，按时完成	10
	细胞的准备：过夜培养时间及菌浓度达到要求浓度	50
	细胞的裂解与质粒的回收 ①碱裂解液Ⅲ预冷 ②核酸沉淀后，液体排净	

续表

测试项目	技能要求	分值
	琼脂糖凝胶电泳鉴定 ①上样操作准确 ②电泳槽和电泳仪连接及选择正确 ③电泳时间合适 ④染色步骤正确	
清场	按要求清洁仪器设备、实验台，摆放好所用药品	10
实训报告	实验报告工整，项目齐全，结论准确，并能针对结果进行分析讨论，一定要讨论清楚原因	15
合计		100

（张天竹　李翠芳）

实训九　重组质粒的构建、转化及检出

一、实训目的

掌握　质粒酶切方法；质粒连接方法；重组质粒转化及重组子检出方法。

二、实训原理

质粒（plasmid）是细菌或细胞染色质以外的、能自主复制的、与细菌或细胞共生的遗传成分，其结构为小型环状DNA分子，在基因工程中是最常用也最简单的载体。质粒是染色质外的双链共价闭合环形DNA，能自主复制，是能独立复制的复制子（autonomous replicon），同时质粒对宿主生存并不是必需的。

一般质粒DNA可随宿主细胞分裂而传给后代，按质粒复制的调控及其拷贝数可分两类：严紧控制（stringent control）型质粒的复制常与宿主的繁殖偶联，拷贝数较少，每个细胞中只有一个到十几个拷贝；另一类是松弛控制（relaxed control）型质粒，其复制宿主不偶联，每个细胞中有几十到几百个拷贝，不同质粒大小在2~300kb之间，<15kb的小质粒比较容易分离纯化，>15kb的大质粒则不易提取。通常在重组及转化中使用的质粒为松弛控制型质粒，此次实验使用pET-32a质粒。

转化（Transformation）是将外源DNA分子引入受体细胞，使之获得新的遗传性状的一种手段，它是微生物遗传、分子遗传、基因工程等研究领域的基本实验技术。转化过程所用的受体细胞一般是限制修饰系统缺陷的变异株，即不含限制性内切酶和甲基化酶的突变体（R-，M-），它可以容忍外源DNA分子进入体内并稳定地遗传给后代（具体见实训大肠埃希菌感受态的制备）。

三、仪器与材料

1.仪器　5 ml EP管、恒温培养箱、高速离心机、酒精棉、标签、移液枪、凝胶成像系统、脱脂棉。

2.材料　pET-32a质粒、限制性内切酶*Bam*H I和*Xho* I、TBE溶液、琼脂糖、EB（溴化乙啶）、takara胶回收试剂盒

3.菌种　微生物培养物。

四、实训过程

（一）酶切

目的片段酶切体系

目的基因	4 μl
10 × H Buffer	2 μl
*Bam*H I	1 μl
Xho I	1 μl
去离子水	加至 20 μl

载体酶切体系

pET–32a	5 μl
10 × H Buffer	2 μl
*Bam*H I	1 μl
Xho I	1 μl
去离子水	加至 20 μl

酶切条件均为 37 ℃ 水浴，酶切 4 小时，将酶切产物用回收试剂盒进行纯化回收。

（二）连接

将酶切后具有相同端口的基因片段与 pET–32a 质粒进行连接，构建重组质粒。

重组质粒连接体系

目的基因片段	2.5 μl
酶切后质粒	3 μl
10 × T4 DNA ligase Buffer	1 μl
T4 DNA ligase	1 μl
去离子水	加至 25 μl

4 ℃ 连接过夜（约 16 小时），连接产物 –20 ℃ 保存。

（三）转化

用热激法将初步构建的重组质粒转化至大肠杆菌感受态细胞 DH5α：取 1 μl 连接产物加至 50 μl 感受态细胞 DH5α 中，冰浴静置 30 分钟，42 ℃ 水浴 90 s（不可晃动），迅速移至冰浴 3 分钟，加入 200 μl LB 液体培养基（不含氨苄西林）；37 ℃、150 r/min 倒置培养 45 分钟，使 DH5α 抗氨苄西林的抗性基因得到表达，菌体缓慢复苏；涂布 LB 固

体培养平板（含100 μg/ml氨苄西林），37℃温箱中倒置培养过夜。转化后菌株命名为
DH5α–pET–32a–转化目的基因名称。

（四）重组子检出

（1）挑取过夜培养的单菌落DH5α–pET–32a–目的基因8个，接种于1.5 ml LB液
体培养基（含100 μg/ml氨苄西林）的微量离心管中；150 r/min、37℃恒温摇菌箱培养
5小时；取0.5 μl菌液作为模板，进行PCR反应。反应体系如下。

Takara *Ex* Taq（5 U/μl）	0.125 μl
10 × *Ex* Taq buffer	2.5 μl
dNTP Mixture（2.5 mM each）	2 μl
菌液	0.5 μl
P1（20 μM）（引物1）	0.5 μl
P2（20 μM）（引物2）	0.5 μl
灭菌蒸馏水	加至25 μl

反应条件同目的基因的PCR扩增，扩增产物进行1%琼脂糖凝胶电泳鉴定。

（2）为了进一步鉴定重组质粒，挑选菌液PCR阳性的菌株进行双酶切鉴定：选取
菌液PCR阳性的DH5α–pET–32a–目的基因，分别接种于5 ml LB液体培养基（含100 μg/ml
氨苄青霉素）中，150 r/min、37℃恒温摇菌箱培养过夜，留存1 ml菌种，余4 ml用质
粒抽提试剂盒抽提质粒，将提出的质粒分别进行双酶切鉴定；酶切体系如下（37℃水
浴，酶切4小时）。

DH5α–pET–32a–目的基因	4 μl
10 × H Buffer	2 μl
*Bam*H I	1 μl
Xho I	1 μl
去离子水	加至20 μl

酶切产物进行1%琼脂糖凝胶电泳鉴定。

五、实训结果

八、思考题

1. 酶切为什么选用限制性内切酶 *Bam*H I 和 *Xho* I？

2. 重组子检出结果准确性最高的方法是什么？

3. 配制 DNA 琼脂糖凝胶电泳需注意什么？

附：pET-32a 质粒图谱

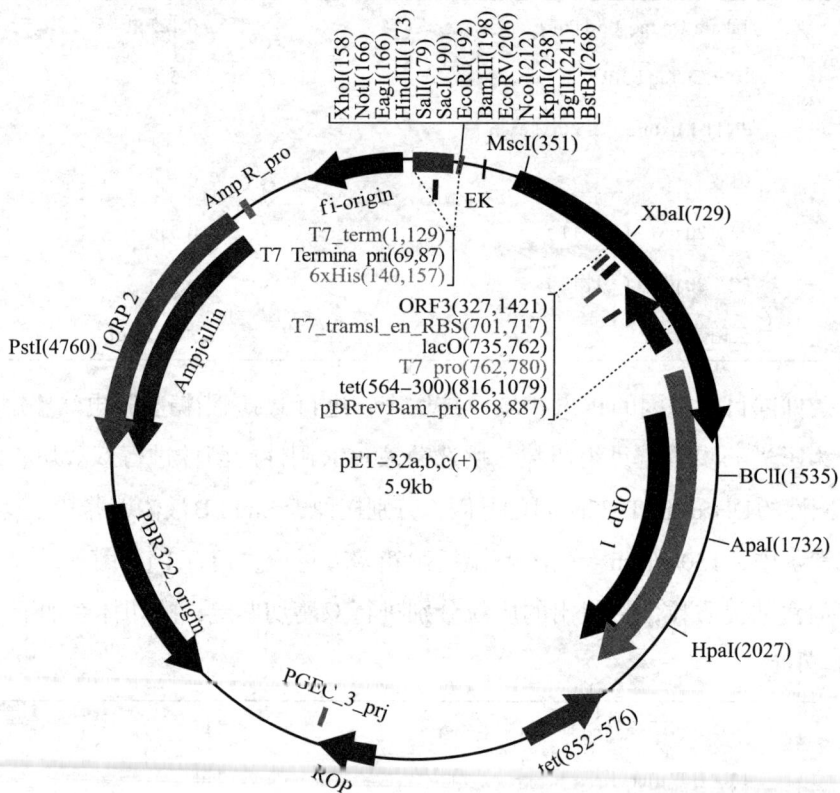

pET-32a,b,c(+)
5.9kb

测试技能考核评价标准

测试项目	技能要求	分值
实训准备	着装整洁，卫生习惯好 实验内容、相关知识，正确选择所需的材料及设备	5
实训记录	正确、及时、真实记录实验的现象，不得存在虚假	10
实训操作	①正确称量，实验前做好所用实验器具的清洗工作，事先准备废液杯 ②按照实验步骤正确进行实验操作及仪器使用，按时完成	10

续表

测试项目	技能要求	分值
	酶切与连接： ①限制性内切酶的选择正确 ②酶切时间与温度的确定正确 ③连接时间与温度的选择正确	50
	转化： ①大肠杆菌感受态细胞热激时间正确 ②重组子平板操作正确	
	重组子检出： ①菌液PCR操作正确 ②双酶切鉴定操作正确	
清场	按要求清洁仪器设备、实验台，摆放好所用药品	10
实训报告	实验报告工整，项目齐全，结论准确，并能针对结果进行分析讨论，一定要讨论清楚原因	15
合计		100

（张天竹）

实训十　大肠埃希菌感受态细胞制备

一、实训目的

1. 掌握　$CaCl_2$法制备大肠埃希菌感受态细胞的实验技术。

2. 了解　制备大肠埃希菌感受态细胞制备的方法。

二、实训原理

细胞能够从周围环境中摄取DNA分子，并且不易被细胞内的限制性核酸内切酶分解时所处的一种特殊生理状态称感受态（competence）。大肠埃希菌是分子生物实验中常用的工具菌，其遗传背景清楚、稳定，受体细胞经过一些特殊方法，如电击法或$CaCl_2$、$RbCl$（KCl）等化学试剂处理后，细菌膜的通透性发生了暂时性的改变，成为能允许外源DNA分子进入的感受态细胞（competent cells）。

目前常用的感受态细胞制备方法有$CaCl_2$法和$RbCl$（KCl）法。虽然$RbCl$（KCl）法制备的感受态细胞转化为效率较高，但$CaCl_2$法简便易行，且其转化效率完全可以满足一般实验的要求。制备出的感受态细胞暂且不用时，可加入总体积15%的无菌甘油于−70℃保存（半年），因此$CaCl_2$法使用更广泛。$CaCl_2$制备感受态细胞的基本原理是：细菌处于0℃的$CaCl_2$低渗溶液中会膨胀成球形，细胞膜的通透性发生变化，转化混合物中的质粒DNA形成抗DNase的羟基−钙磷酸复合物黏附于细胞表面，经过42℃短时间的热激处理，促进细胞吸收DNA复合物，在培养基上生长数小时后，球状细胞复原并分离增殖，实现遗传信息的转移，使受体细胞出现新的遗传性状。将经过转化后的细胞在筛选培养基中培养，即可筛选出转化子，即带有异源DNA分子的受体细胞。

本实验以$E.coli$菌株为受体细胞，并用$CaCl_2$处理，制备大肠埃希菌感受态细胞。

三、仪器与材料

1. 仪器　高压灭菌锅、微量移液器、恒温摇床、电热恒温培养箱、低温高速离心机、无菌工作台、低温冰箱、恒温水浴锅、制冰机、分光光度计、50 ml离心管、1.5 ml离心管、水平电泳系统。

2. **材料** 0.1 mol/L CaCl$_2$溶液、LB液体培养基、30%甘油（30 ml甘油溶于100 ml蒸馏水，高压灭菌）。

3. **菌种** 菌株 *E.coli* DH5α、pET-32a质粒。

四、实训过程

（一）受体菌的培养

（1）从LB平板上挑取新活化的 *E.coli* DH5α单菌落，接种于3~5 ml LB液体培养基中，37℃下振荡培养过夜（12小时左右）。

（2）将该菌种悬液以1:100的比例接种，取250 μl菌液转接到25 ml LB液体培养基中，37℃振荡培养2~3小时至OD$_{600}$为0.5左右。

（二）感受态细胞的制备（注意：以下操作在生物安全柜内完成）

（1）将菌液转入50 ml离心管中，冰上放置10分钟。

（2）在4℃条件下，4000 r/min离心10分钟。弃去上清，将管倒置1分钟以便去除培养液。

（3）用冰上预冷的0.1 mol/L的CaCl$_2$溶液10 ml轻轻悬浮细胞，冰上放置30分钟。4.0~4℃ 4000 r/min离心10分钟，弃去上清，加入2 ml预冷的0.1 mol/L CaCl$_2$溶液，轻轻悬浮细胞，冰上放置（务必冰上放置）。（注意：以上操作完成了新鲜感受态细胞的制备）

（三）感受态细胞的分装与冻存

（1）在2 ml制备好的感受态细胞中加入2 ml 30%甘油（即1:1体积，甘油终浓度15%）。

（2）将此感受态细胞分装成每份200 μl（1.5 ml dorf管），液氮速冻，快速转入-70℃冰箱保存（如果没有液氮，可以将分装的感受态细胞直接转入-70℃冰箱保存）。

【注意事项】

1. **细胞的生长状态和密度** 最好从-70℃或-20℃甘油保存的菌种中直接转接用于制备感受态细胞的菌液。不要用已经过多次转接及贮存在4℃的培养菌液。细胞生长密度以每毫升培养液中的细胞数在5×10^{7}个左右为佳，即应用对数期或对数生长前期的细菌，可通过测定培养液的OD$_{600}$控制。对TG1菌株，OD$_{600}$为0.5时，细胞密度在5×10^7/ml左右（应注意OD$_{600}$值与细胞数之间的关系随菌株的不同而不同）。密度过高或不足均会使转化效率下降。此外，受体细胞一般应是限制-修饰系统缺陷的突变株，即不含限制性内切酶和甲基化酶的突变株。并且受体细胞还应与所转化的载体性质相匹配。

2. 试剂的质量　所用的 $CaCl_2$ 等试剂均需是最高纯度的，并用超纯水配制，最好分装保存于 4 ℃。

3. 防止杂菌和杂DNA的污染　整个操作过程均应在无菌条件下进行，所用器皿，如离心管、移液枪头等最好是新的，并经高压灭菌处理。所有的试剂都要灭菌，且注意防止被其他试剂、DNA酶或杂DNA所污染，否则会影响转化效率或导致杂DNA的转入。

4. 温度　整个操作均需在冰上进行，不能离开冰浴，否则细胞转化效率将会降低。

五、实训结果

六、思考题

1. 感受态细胞的制备有几种方法？

2. 为何常用 $CaCl_2$ 法制备感受态细胞？其原理是什么？

实训技能考核评价标准

测试项目	技能要求	分值
实训准备	着装整洁，卫生习惯好 实验内容、相关知识，正确选择所需的材料及设备	5
实训记录	正确、及时、真实记录实验的现象，不得存在虚假	10
实训操作	①正确称量，实验前做好所用实验器具的清洗工作，事先准备废液杯 ②按照实验步骤正确进行实验操作及仪器使用，按时完成	10
	受体菌的培养： ①准确挑取单菌落 ②OD值测定准确	50

续表

测试项目	技能要求	分值
	感受态细胞的制备： ①生物安全柜内完成 ②放置冰盒上完成 ③操作顺序正确 ④操作动作轻柔	
	感受态细胞的分装与冻存： ①分装量正确 ②甘油配制正确并灭菌 ③速冻	
清场	按要求清洁仪器设备、实验台，摆放好所用试剂	10
实训报告	实验报告工整，项目齐全，结论准确，并能针对结果进行分析讨论，一定要讨论清楚原因	15
合计		100

（张天竹　邓才彬）

实训十一　目的基因在大肠埃希菌中的表达及鉴定

一、实训目的

1.掌握　大肠埃希菌表达蛋白的类型。

2.了解　外源基因在原核细胞中表达的特点和方法。

二、实训原理

大肠埃希菌表达系统具有遗传背景清楚、目的基因表达水平高、培养周期短、抗污染能力强等特点，是分子生物学研究和生物技术产业化发展进程中的重要工具。

外源基因克隆在含有lac启动子的表达系统中。根据启动子的不同这些载体大致可以分为两类，一类是热诱导启动子，如λ动子、cspA等；另外一类是广泛使用的IPTG诱导的启动子，如lac、trc、tac、T5/lac operator、T5/lac operator等。根据表达蛋白质的类型可分为单纯表达载体和融合表达载体。融合表达是在目标蛋白的N端或C端添加特殊的序列，以提高蛋白的可溶性，促进蛋白的正确折叠，实现目的蛋白的快速亲和纯化，或者实现目标蛋白的表达定位。常用于亲和纯化融合标签包括 Poly-Arg、Poly-His、Strep-Tag、S-Tag、MBP等，其中His-Tag和GST-Tag 是目前使用最多的标签。His-Tag 大多数是连续的六个His 融合于目标蛋白的N端或C端，通过His与金属离子（$Cu^{2+}>Fe^{3+}>Zn^{2+}>Ni^{2+}$）的螯合作用而实现亲和纯化，其中$Ni^{2+}$是目前使用最广泛的金属离子。His标签具有较小的分子量，融合于目标蛋白的N端或C端不影响目标蛋白的活性，因此纯化过程中大多不需要去除。先让宿主菌生长，使lac I产生的阻遏蛋白与lac操纵基因结合抑制下游的外源基因转录。再向培养基中加入诱导物异丙基硫代-β-D-半乳糖（IPTG），从而解除抑制，使外源基因大量表达。表达的蛋白可经SDS-PAGE或Western-blot检测。

三、仪器与材料

1.仪器　旋涡混合器、微量移液取样器、移液器吸头、50 ml微量离心管、1.5 ml微量离心管、双面微量离心管架、台式冷冻离心机、制冰机、恒温摇床、分光光度计、超净工作台、恒温培养箱、摇菌试管、三角烧瓶、接种环。

2.材料　LB培养基（加抗生素）、100 mg/ml IPTG、30%丙烯酰胺、1.5 mol/L Tris-HCl、10%SDS、10%过硫酸铵、TEMED、蒸馏水、考马斯亮蓝染色液、25%甘油。

四、实训过程

（一）构建工程菌

用测序正确的重组质粒pET-32a-目的基因构建能表达目的蛋白的工程菌。通过重组质粒转化BL21，挑取若干单菌落进行小量诱导表达，SDS-PAGE电泳分析挑出构建成功的工程菌。

（二）转化BL21

用热激法将成功构建的重组质粒pET-32a-目的基因分别转化至大肠埃希菌BL21（DE3），步骤同转化至DH5α。

（三）小量诱导表达及诱导条件优化

取10 μl空BL21接种于1 ml LB液体培养基中，作为阴性对照；转化后平板中各挑取若干个单菌落，分别接种于5 ml LB液体培养基（含100 μg/ml氨苄西林）中，150 r/min、37 ℃培养至OD_{600}=0.5；余样中加入IPTG至终浓度为1 mmol/L，诱导的时间与温度为30 ℃诱导表达6小时。取空BL21以及37 ℃和30 ℃诱导前后菌液各200 μl，经高速离心后，弃上清，用10 μl 1×PBS重悬，加入2 μl 6×SDS加样缓冲液，煮沸变性10分钟，经12% SDS-PAGE电泳，考马斯亮蓝染色分析。

（四）菌种保存

将SDS-PAGE电泳分析阳性的工程菌液各取1 ml，加终浓度为25%的甘油，于-80 ℃保存菌种，命名为BL21-pET-32a-目的基因。

五、实训结果

六、思考题

1.如何确定诱导表达后蛋白存在位置？

2.诱导表达的蛋白活性如何测定？

实训技能考核评价标准

测试项目	技能要求	分值
实训准备	着装整洁，卫生习惯好 实验内容、相关知识，正确选择所需的材料及设备	5
实训记录	正确、及时、真实记录实验的现象，不得存在虚假	10
实训操作	①正确称量，实验前做好所用实验器具的清洗工作，事先准备废液杯 ②按照实验步骤正确进行实验操作及仪器使用，按时完成	10
	构建工程菌及转化BL21： ①菌种选择正确 ②构建工程菌步骤正确	50
	小量诱导表达及诱导条件优化： ①诱导时间确定正确 ②诱导剂IPTG用量的选择正确 ③诱导蛋白终点的确定正确	
	蛋白鉴定： ①样品的处理正确 ②SDS-PAGE配制正确 ③上样操作正确	
清场	按要求清洁仪器设备、实验台，摆放好所用药品	10
实训报告	实验报告工整，项目齐全，结论准确，并能针对结果进行分析讨论，一定要讨论清楚原因	15
合计		100

（张天利）

实训十二 SDS-聚丙烯酰胺凝胶电泳法测定蛋白质的相对分子质量

一、实训目的

1.**掌握** SDS-PAGE法测定蛋白质分子量的基本操作。

2.**了解** SDS-PAGE法测定蛋白质分子量的原理。

二、实训原理

SDS-聚丙烯酰胺凝胶电泳，简称SDS-PAGE。在电场的作用下，带电粒子能在聚丙烯凝胶中迁移，其迁移速度与带电粒子的大小、构型和所带的电荷有关。SDS是十二烷基硫酸钠（sodium dodecyl sulfate）的简称，能与蛋白质结合形成复合物，改变蛋白质原有的构象，使其变成近似于雪茄烟形的长椭圆棒，其短轴长度一样，而长轴与分子量大小成正比；同时，SDS带有大量的负电荷，与之相比，蛋白质所带电荷量可忽略不计，这样就使电泳迁移速度只取决于分子量大小这一个因素。实验证实，分子量在15~200 kD范围内的蛋白质，电泳迁移与分子量的对数呈直线关系，用此法可根据已知分子量蛋白质的电泳迁移率和分子量的对数做出标准曲线，再根据未知蛋白质的电泳迁移率求得该蛋白质分子量。

三、仪器与材料

1.**仪器** 烧杯、玻璃棒、制胶架、直流稳压电泳仪、垂直平板电泳槽、微量移液器、天平。

2.**材料** 三羟甲基氨基甲烷（Tris）、30%聚丙烯酰胺贮液、十二烷基硫酸钠（SDS）、N，N，N'，N'-四甲基乙二胺（TEMED）、过硫酸铵（APS）、甘油、巯基乙醇、异丙醇、溴酚蓝、考马斯亮蓝R-250、甘氨酸（Gly）、盐酸（HCl）、乙酸、冰乙酸。

试剂的制备

分离胶储备液（1.5 M Tris，pH 8.8）：称取90.8 g Tris碱于烧杯中，加入适量体积

ddH$_2$O溶解，用浓HCl调节pH值至8.8，定容至500 ml，4℃保存。

浓缩胶储备液（1.0 M Tris，pH 6.8）：称取60.6 g Tris碱于烧杯中，加入适量体积ddH$_2$O溶解，用浓HCl调节pH值至6.8，定容至500 ml，4℃保存。

10% SDS（w/v）：10 g SDS溶于ddH$_2$O中，定容至100 ml，常温保存。

10%过硫酸铵（w/v）：新鲜配制，称取1 mg过硫酸铵粉末加入10 ml ddH$_2$O中，分装，保存在–20℃。

5×电泳缓冲液：称取6.06 g Tris base、1 g SDS、28.88 g甘氨酸于烧杯中，加入适量ddH$_2$O定容至1 L。

四、实训过程

（一）制胶

玻璃板洗净，直立干燥，洗净的玻璃板装入制胶架固定，形成夹层胶室，以防漏胶。

分离胶（10%）的制备：按对应体积依次加入以下物质（分离胶的浓度根据样品大概分子量确定）。

ddH$_2$O	1.9 ml
30%聚丙烯酰胺贮液	1.7 ml
1.5 M Tris–HCl（pH 8.8）	1.3 ml
10% SDS（w/v）	0.05 ml
10% APS（w/v）	0.05 ml
TEMED	0.003 ml

快速混匀，灌胶至距离矮玻璃板上沿2~2.5 cm处，放正，立即沉稳轻缓封水层，静置聚合，聚合后倒去水层，以滤纸条吸干残余水层，灌注浓缩胶。

浓缩胶的制备：按对应体积依次加入以下物质。

ddH$_2$O	1.4 ml
30%聚丙烯酰胺贮液	0.33 ml
10% SDS（w/v）	0.02 ml
10% APS（w/v）	0.02 ml
1.0 M Tris–HCl（pH 6.8）	0.25 ml
TEMED	0.002 ml

快速混匀后，加入胶室，并快速插入相应的梳子，静置聚合，聚合后，拔出梳子。

（二）电泳槽的安装

将制好的胶从制胶架取下，装进电泳槽内，固定，向电泳槽中加入电泳缓冲液，准备上样。

（三）样品的处理

Marker为市售标准样品，按要求制备。

待测样品由老师提供。

所有样品于沸水浴中加热变性5分钟，冷却后上样。

将待测样品和Maker用微量移液器加入胶孔中。上样量为marker：5 μl，待测样品：5 μl、10 μl、20 μl。

（四）电泳

将电泳槽正确连接至电泳仪，恒压80~120 V电泳1~2小时（注意不得让溴酚蓝前沿指示剂跑丢）。

（五）染色、脱色

考马斯亮蓝染色液配制

考马斯亮蓝R250	0.25 g
甲醇	45 ml
冰醋酸	10 ml
蒸馏水	45 ml

考马斯亮蓝脱色液配制

甲醇	45 ml
冰醋酸	10 ml

加蒸馏水定容至1000 ml。

具体步骤如下。

电泳结束后取凝胶放入适量的考马斯亮蓝染色液中，确保染色液充分覆盖凝胶，置于水平摇床上缓慢摇晃，室温染色约1小时（染色的时间由凝胶的厚度及染色温度决定，通常染色至凝胶与染色液颜色非常接近时可认为染色充分）。

染色充分后，倒出染色液回收，加入适量考马斯亮蓝脱色液，充分覆盖凝胶，置于摇床上缓慢摇晃，室温脱色4~20小时，脱色至蓝色背景基本脱去，蛋白条带达到预期，即可停止脱色。脱色过程中需更换2~3次脱色液，完成脱色后，凝胶浸泡于蒸馏水中。

（六）测量标准蛋白质样品的迁移率和待测样品的分子量

精确测量溴酚蓝和各种蛋白质迁移的距离，把蛋白质迁移的距离定位 d_1，溴酚蓝迁移的距离定为 d_2，根据公式计算各种蛋白质的迁移率（R_m）：$R_m = d_1/d_2$。以标准蛋白的迁移率为横坐标，以其对应的分子量为纵坐标，在半对数坐标纸上作图，可得到一条直线。然后根据待测样品的迁移率，在半对数坐标图上查出其对应的分子量。

五、实训结果

六、思考题

1. 考马斯亮蓝染色原理是什么？是否还有其他蛋白质染色的方法？
2. 思考 SDS–PAGE 电泳的其他用途。

实训技能考核评价标准

测试项目	技能要求	分值
实训准备	着装整洁，卫生习惯好 实验内容、相关知识，正确选择所需的材料及设备	5
实训记录	正确、及时、真实记录实验的现象，不得存在虚假	10
实训操作	①正确称量，实验前做好所用实验器具的清洗工作，事先准备废液杯 ②按照实验步骤正确进行实验操作及仪器使用，按时完成	10
	制胶过程： ①正确安装玻璃板形成胶室 ②分离胶、浓缩胶的制备正确 ③无漏胶，制得的胶高度适宜 ④及时插入梳子	50
	电泳过程： ①上样准确 ②正确安装电泳槽，连接电泳仪 ③合理设置电泳参数 ④电泳终点的判断正确	

测试项目	技能要求	分值
	染色、脱色： ①染色终点判断正确 ②脱色终点的判断正确 ③蛋白质样品条带清晰	
	测量与计算： 测量、计算方法正确	
清场	按要求清洁仪器设备、实验台，摆放好所用药品	10
实训报告	实验报告工整，项目齐全，结论准确，并能针对结果进行分析讨论，一定要讨论清楚原因	15
合计		100

（刘　巧　张慧梅）

实训十三 细胞培养用液的配制及无菌处理

一、实训目的

掌握 细胞培养的基本条件；DMEM培养基、胰酶的配制方法；无菌操作。

二、实训原理

（一）细胞培养的基本条件

1.**气体环境** 气体是哺乳动物细胞培养生存必需条件之一，所需气体主要有氧气（O_2）和二氧化碳（CO_2），一般用5% CO_2来提供动物细胞的气体生长环境，植物组织或细胞一般不需要额外提供CO_2。

2. **pH环境** 细胞生长的pH环境为7.2～7.4，不同细胞有所差异。CO_2是细胞的代谢产物，CO_2的释放必然会影响培养基的pH，所以，培养基中要加一些缓冲剂，以保持pH的稳定，如$NaHCO_3$、HEPES等。

3.**糖类** 葡萄糖是细胞的主要营养物质，为生命活动提供能量。

4.**氨基酸** 所有细胞均需要以下12种氨基酸：精氨酸、胱氨酸、异亮氨酸、亮氨酸、赖氨酸、蛋氨酸、苏氨酸、色氨酸、组氨酸、酪氨酸、苯丙氨酸和缬氨酸。另外，所有细胞都需要谷氨酰胺，其具有特殊作用——促进氨基酸进入细胞膜，参与核酸合成；也是能源和碳源。

5.**维生素** 在细胞代谢中起调节作用。

6.**促生长因子** 培养基中除上述营养成分外，还需要促细胞生长因子，已知有许多激素具有促细胞增殖作用。血清是提供促细胞生长因子和其他细胞所需物质的来源。

（二）天然培养基与合成培养基

1.**天然培养基** 常用的天然培养基有血清、血浆、水解乳蛋白、组织提取液（如鸡胚浸液和牛胚浸液）、鼠尾胶原等。

优点：营养成分丰富，培养效果好。

缺点：来源受限，成分复杂，影响某些实验产物的提取和结果的分析，易发生支原体污染。

2.合成培养基　是根据细胞生存所需物质的种类和数量，用人工方法模拟合成的培养基。目前已设计出多种培养基，如 DMEM、RPMI–1640、TC199、MEM 等。合成培养基主要成分是氨基酸、维生素、碳水化合物、无机盐和其他一些辅助物质。

优点：标准化生产，组分和含量相对固定，成本低。缺点：缺少某些成分，不能完全满足体外细胞生长需要。人工合成培养基只能维持细胞生存，要想使细胞生长和繁殖，还需补充一定量的天然培养基（如血清）。

（三）消化液

1.胰酶溶液　胰蛋白酶作用于与赖氨酸或精氨酸相连接的肽键，除去细胞间黏蛋白及糖蛋白，影响细胞骨架，从而使细胞分离。常用的胰蛋白酶液浓度是 0.25%。

2.EDTA 溶液　解离细胞，常用浓度为 0.02%，可以和胰酶混合使用。

3.胶原酶溶液　用于上皮细胞的原代培养，作用于胶原，对细胞影响很小。

4.pH 调整溶液　常用的有 HEPES 和 $NaHCO_3$。

5.谷氨酰胺补充溶液。

6.抗生素溶液　常用青霉素和链霉素（双抗）。

（四）培养基的选择

根据细胞的特点、实验需要，比较不同的培养基的成分，选择最佳培养基，通常建立某种细胞株的培养基是首选培养基，同时还可以查阅文献、询问同行专家等。

三、仪器与材料

1.仪器　大滤器、小滤器、pH 试纸、离心管、超净工作台、天平、高压灭菌锅、磁力搅拌器。

2.材料　DMEM 培养基粉末、胰酶、EDTA、$NaHCO_3$ 粉末。

四、实训过程

（一）DMEM培养基的配制

（1）取一袋 DMEM 粉末用双蒸水（ddH_2O）溶解，磁力搅拌器搅拌 30 分钟以上。

（2）加入 1.2 克/袋 $NaHCO_3$，定容至 3000 ml，搅拌 30 分钟。

（3）在超净台内用大滤器过滤，分装，写好种类、名称，4 ℃保存。

（二）胰酶的配制

（1）配制PBS缓冲液，分别称取8 g NaCl、0.2 g KCl、3.68 g $Na_2HPO_4 \cdot 12H_2O$、0.24 g KH_2PO_4置于烧杯中，加入一定量双蒸水，最后定容至1L，即为0.01 M PBS缓冲液

（2）称取0.5 g胰酶（0.25%）加入200 ml PBS缓冲液中，可另加0.02% EDTA助消化，磁力搅拌使之完全溶解。

（3）用$NaHCO_3$调pH至8.0。

（4）在超净台中用小滤器过滤除菌至离心管内，贴好标签，–20 ℃保存。

五、实训结果

六、思考题

1.细胞培养中为什么添加血清？

2.使用血清时需注意哪些方面？

3.胰酶消化液的浓度是多少？

4.细胞培养加入双抗的作用是什么？

实训技能考核评价标准

测试项目	技能要求	分值
实训准备	着装整洁，卫生习惯好 实验内容、相关知识，正确选择所需的材料及设备	5
实训记录	正确、及时、真实记录实验的现象，不得存在虚假	10
实训操作	①正确称量，实验前做好所用实验器具的清洗，事先准备废液杯 ②按照实验步骤正确进行实验操作及仪器使用，按时完成	10
	DMEM培养基的配制： ①配制培养基的容器清洗干净 ②正确使用天平称量$NaHCO_3$ ③定容操作正确	50

续表

测试项目	技能要求	分值
	④在超净台内的滤器、容器和物品已灭菌，注意无菌操作 ⑤正确进行过滤及分装操作 ⑥做好标记	
	胰酶的配制： ①正确称量并配制PBS缓冲液 ②胰酶与EDTA完全溶解 ③pH调节准确 ④超净台中的无菌操作 ⑤正确使用小滤器过滤，并做好标记	
清场	按要求清洁仪器设备、实验台，摆放好所用药品	10
实训报告	实验报告工整，项目齐全，结论准确，并能针对结果进行分析讨论，一定要讨论清楚原因	15
合计		100

（刘　巧）

实训十四　动物细胞的原代培养

一、实训目的

1.**掌握**　原代细胞培养的一般方法和步骤；细胞培养过程中无菌操作技术。
2.**熟悉**　原代培养细胞的观察方法；细胞活力的测定方法。

二、实训原理

细胞培养是生物学和医学研究常用的手段之一，可分为原代培养和传代培养。原代培养是指直接从机体获取的细胞进行培养的方法。由于细胞刚刚从活体组织分离出来，故更接近于生物体内的生活状态。这一方法可为研究生物体细胞的生长、代谢、繁殖提供有力的手段，同时也为以后传代培养创造条件。

常用的原代培养方法有分散细胞培养（胰酶消化法）和组织块培养。

台盼蓝染色法检测细胞活力的原理：正常细胞能够排斥台盼蓝，而死亡的细胞，由于膜的完整性丧失，通透性增加，细胞可被台盼蓝染成蓝色。

三、仪器与材料

1.**仪器**　手术剪、镊子、滤网、离心管（15/50 ml）、6孔培养板、培养瓶、废液缸、75%乙醇棉球、酒精灯、二氧化碳恒温培养箱、超净工作台、离心机、倒置显微镜。
2.**材料**　胰蛋白酶、PBS缓冲液、DMEM培养液、新生牛血清。
3.**动物**　新生小鼠。

四、实训过程

新生小鼠原代细胞培养

（一）准备工作

（1）将所需物品消毒，灭菌后放入超净工作台。

（2）预热培养用液：把已经配制好的装有培养液、PBS液的瓶子放入37℃水浴锅内预热。

（3）75%乙醇酒精擦拭超净工作台台面和物品，开紫外线灯照30分钟后打开鼓风机，吹至实验结束。

（二）取材

（1）将小鼠断颈致死，置75%乙醇浸泡1分钟。

（2）将小鼠移入超净台，用手术剪剪取所需部位，如肝脏，置于盛有PBS的平皿中。

（3）剔除所需脏器周围脂肪、结缔组织、血液等杂物，并转移到另一个盛有PBS液的平皿中。

（三）组织细胞的分离

胰酶消化法

（1）用PBS冲洗实验材料2次。

（2）用手术剪将脏器剪成小块（大小约1 mm²），玻片研磨，转到离心管，离心（1000 r/min，5 min）。

（3）视组织或细胞量加入5～6倍（3～5 ml）胰酶，37 ℃中消化20分钟，每隔5分钟振荡一次，或用吸管吹打一次，使细胞分离。

（4）加入3～5 ml含血清的培养液以中止胰酶的消化作用。

（5）用100目孔径滤网滤过，除去未消化的大组织块。

（6）再次离心5分钟，弃上清液。

（7）加入无血清培养液5 ml，冲散细胞，再次离心5分钟，弃上清液。

（8）加入含血清的培养液1～2 ml（视细胞量），血球计数板计数。

（9）将细胞调整到5×10⁵/ml左右，转移至6孔培养板中，置于培养箱中。

组织块培养法

（1）用PBS冲洗实验材料2次。

（2）用眼科剪将脏器剪成小块（2～3 mm³），并用PBS冲洗2次。再用DMEM培养液冲洗2次。

（3）用3 ml DMEM培养液悬浮组织块，并用移液枪转入细胞培养瓶。

（4）轻轻晃动培养瓶，使组织块均匀铺于瓶壁，翻转培养瓶（瓶口向下），拧紧瓶盖，放入二氧化碳培养箱，并拧松瓶盖。

（5）3～5小时后，补加2 ml培养液，瓶口向上继续培养。

（6）培养条件：37 ℃，5% CO_2，饱和湿度。

培养细胞的增殖及活力测定

细胞培养24小时，观察贴壁情况，定时换液，待细胞之间出现接触抑制时，传代，同时用台盼蓝染色法检测细胞活力，方法如下。

（1）用移液枪将细胞培养瓶中的培养基取出，并用预热的PBS液洗涤细胞2遍。

（2）加入胰蛋白酶至刚没过细胞，放入37℃消化约3分钟（显微镜下观察，细胞开始变圆），加入含血清培养基终止消化，并用移液枪轻轻地反复吹打细胞，将细胞移入离心管，1000 r/min，离心5分钟，弃上清，加2 ml PBS液悬浮细胞，即得细胞悬液。

（3）取洁净的细胞计数板一块，在计数区上盖上一块盖玻片。

（4）取适量细胞悬液加等体积台盼蓝，混匀，静置2~3分钟。

（5）取10 μl悬液加入计数板和盖片空隙中。

（6）计数四个角上大方格中活细胞和死细胞的数目。

（7）计算：细胞活率＝活细胞数/细胞总数

五、实训结果

六、思考题

1.原代细胞分离时，胰酶消化时间如何确定？

2.原代细胞最多可培养几代？

实训技能考核评价标准

测试项目	技能要求	分值
实训准备	着装整洁，卫生习惯好 实验内容、相关知识，正确选择所需的材料及设备	5
实训记录	正确、及时、真实记录实验的现象，不得存在虚假	10
实训操作	①正确称量，实验前做好所用实验器具的清洗，事先准备废液杯 ②按照实验步骤正确进行实验操作及仪器使用，按时完成	10
	原代细胞培养准备及取材： ①所需器具、物品按规定灭菌，消毒 ②超净台紫外照射消毒 ③断颈处死小鼠 ④熟练使用手术剪，并将肝脏外的其他组织清理干净	50

续表

测试项目	技能要求	分值
	组织块培养法分离细胞： ①剪碎的组织块大小适宜 ②注意放置时培养瓶瓶口向下，3~5小时后翻转 ③在培养箱中培养时拧松培养瓶瓶盖	
	培养细胞的增殖及活力测定： ①胰酶消化终点判断正确 ②移液器吹打细胞力度合适 ③细胞计数板清洗干净 ④向计数板中加入悬液时操作正确，盖玻片下没有气泡 ⑤正确进行死活细胞的技术 ⑥细胞活率计算正确	
	最终结果： ①细胞无污染 ②细胞状态良好 ③细胞活率较高	
清场	按要求清洁仪器设备、实验台，摆放好所用药品	10
实训报告	实验报告工整，项目齐全，结论准确，并能针对结果进行分析讨论，一定要讨论清楚原因	15
合计		100

（刘　巧）

实训十五　动物细胞的传代培养

一、实训目的

掌握　细胞的传代培养法。

二、实训原理

传代培养是组织培养常规保种方法之一，随着培养时间的延长和细胞的不断分裂，一方面，因细胞之间相互接触而发生接触性抑制，可引起细胞生长速度减慢甚至停止；另一方面，因营养物不足和代谢物积累而不利于细胞生长或发生中毒。为使细胞能继续生长，同时也将细胞数量扩大，就必须进行传代（再培养），传代培养可获得大量细胞供实验所需。

三、仪器与材料

1.仪器　培养瓶、废液缸、75%乙醇棉球、酒精灯、离心管、二氧化碳培养箱、倒置显微镜、超净台、移液器、离心机。

2.材料　DMEM培养基、新生牛血清、0.25%胰蛋白酶、PBS缓冲液。

四、实训过程

（1）将所需物品消毒（用75%乙醇擦拭）后放入超净台，用75%乙醇擦拭超净台台面，将培养用液置37℃水浴中预热。

（2）打开超净台的紫外灯照射台面20分钟左右，关闭超净台的紫外灯，开鼓风机吹至实验结束。

（3）倒置显微镜下观察细胞形态，确定细胞是否需要传代及需要稀释的倍数。

（4）点燃酒精灯，将培养用液瓶口用75%乙醇消毒，静置乙醇挥发后，过酒精灯火焰后斜置于酒精灯旁的架子上

（5）从培养箱中取出细胞置于超净台台面上，吸除旧培养液，加入PBS清洗细胞2遍。

（6）加入胰酶至刚没过细胞，放入37 ℃消化约1分钟（显微镜下观察，细胞开始变圆），加入含血清的培养基终止消化，并用移液枪轻轻地反复吹打细胞，使其脱壁并分散至液体中。

（7）将细胞移入离心管，1000 r/min，离心5分钟，弃上清。

（8）加入少量新鲜的完全培养基重悬细胞，取适量细胞分装到新培养瓶中并补齐培养液，于二氧化碳培养箱内培养。

（9）对于悬浮细胞的传代，则不需要消化，只需将细胞悬液离心，弃上清，重新加入新的培养基再分装到各培养瓶即可。

五、实训结果

六、思考题

1. 发现细胞有污染迹象，应立即采取哪些措施？

2. 胰酶在传代过程中的作用是什么？如何判断胰酶消化的终点？

实训技能考核评价标准

测试项目	技能要求	分值
实训准备	着装整洁，卫生习惯好 实验内容、相关知识，正确选择所需的材料及设备	5
实训记录	正确、及时、真实记录实验的现象，不得存在虚假	10
实训操作	①实验前做好所用实验器具的清洗，事先准备废液杯 ②按照实验步骤正确进行实验操作及仪器使用，按时完成	10
	无菌操作： ①实验开始前，超净台和台内物品擦拭消毒，紫外线照射等 ②实验过程中，物品、手进入超净台应喷75%乙醇消毒 ③操作尽量靠近酒精灯形成的无菌环境	50
	实训过程： ①熟练使用移液器，枪头不触碰非目的区域 ②正确判断胰酶消化终点 ③正确使用离心机	

续表

测试项目	技能要求	分值
	实训结果（24 h后观察）： ①细胞无污染 ②细胞状态良好 ③细胞密度适宜，均匀的贴壁于培养瓶底部	
清场	按要求清洁仪器设备、实验台，摆放好所用药品	10
实训报告	实验报告工整，项目齐全，结论准确，并能针对结果进行分析讨论，一定要讨论清楚原因	15
合计		100

（刘 巧）

实训十六 植物细胞的培养

一、实训目的

掌握 外植体植物材料消毒方法；接种的无菌操作技术；外植体愈伤组织诱导和分化的方法。

二、实训原理

植物的全能性：植物体的任何一个细胞都具有生长分化成为一个完整植株的能力。

植物细胞培养就是利用植物的全能性进行离体无菌植物培养的一门技术，是指在离体条件下，将愈伤组织或其他易分散的组织置于液体培养基中进行振荡培养，得到分散成游离的悬浮细胞，通过继代培养使细胞增殖，从而获得大量细胞群体的一种技术。根据培养对象，植物细胞培养主要有单细胞培养、单倍体培养、原生质体培养等。

本实验选择材料为豌豆，豌豆的根、茎、子叶、下胚轴、上胚轴、花芽等外植体，均可形成愈伤组织，其中茎尖、幼胚、幼叶等器官可成功的再生成植株。

三、仪器与材料

1.仪器 酒精灯、三角烧瓶、培养皿培养瓶、镊子、剪刀、剖针、双筒立体显微镜、光照培养箱。

2.材料 MS培养基、植物激素（NAA、6–BA等）、饱和漂白粉液（次氯酸钠）、70%乙醇、无水乙醇、酒精棉、无菌水、豌豆幼菌。

四、实训过程

（1）取发芽6天的豌豆幼苗10株，剪取1 cm左右的茎尖，浸入70%的乙醇中1分钟，再浸入饱和次氯酸钠溶液中消毒15分钟。

（2）打开超净台的紫外灯照射台面20分钟左右，关闭超净台的紫外灯，打开鼓风机吹至实验结束。

（3）在超净台中，无菌水中冲洗茎尖5次，在灭菌的滤纸上吸干水分，放入无菌的培养皿中。

（4）在双目解剖镜下，用灭菌的解剖针剥去幼叶露出生长锥，用灭菌的解剖针挑取带着两至三个叶原基的生长锥。

（5）将挑好的茎尖移到MS+10.7 μmol/L萘乙酸（NAA）+4.4 μmol/L 6-苄基腺嘌呤（6-BA）的培养基上诱导愈伤组织形成，用封口膜将培养皿封好。

（6）在恒温培养箱中，26℃条件下培养六周，形成愈伤组织，经继代后，可用于生根培养。

五、实训结果

观察记录观察污染情况。

细菌性污染：菌斑呈黏液状，接种1～2天出现。

真菌性污染：出现不同颜色（霉菌），接种后3～10天出现材料发黄，组织变软，可能是因消毒时间过长，组织破坏死亡。

$$污染率（\%）=污染的材料数/接种材料总数 \times 100$$

观察愈伤组织情况：愈伤组织出现时间，愈伤组织形态、特征、颜色及质地

$$诱导率（\%）=形成愈伤组织的材料数/接种材料总数 \times 100$$

如污染严重或没有诱导出愈伤组织，则需重新做实验。

六、思考题

1.植物激素NAA、6-BA的作用是什么？

2.如何判断污染情况？

实训技能考核评价标准

测试项目	技能要求	分值
实训准备	着装整洁，卫生习惯好 实验内容、相关知识，正确选择所需的材料及设备	5
实训记录	正确、及时、真实记录实验的现象，不得存在虚假	10
实训操作	①实验前做好所用实验器具的清洗，事先准备废液杯 ②按照实验步骤正确进行实验操作及仪器使用，按时完成	10
	实训过程： ①幼苗消毒彻底 ②超净台和台内物品消毒、灭菌、紫外线照射等	50

续表

测试项目	技能要求	分值
	③能做到无菌操作 ④准确挑取叶原基的生长锥 ⑤将茎尖接种至培养基操作正确 ⑥做好后续的观察记录	
	实训结果： ①记录细胞污染情况 ②诱导出愈伤组织，并计算出诱导率	
清场	按要求清洁仪器设备、实验台，摆放好所用药品	10
实训报告	实验报告工整，项目齐全，结论准确，并能针对结果进行分析讨论，一定要讨论清楚原因	15
合计		100

（刘　巧）

实训十七　细胞冻存与复苏

一、实训目的

1.掌握　细胞冻存与复苏的原理；体外培养细胞液氮冻存技术及冻存细胞的复苏技术。

2.熟悉　细胞计数的一般方法。

二、实训原理

在低于–70 ℃的超低温条件下，有机体细胞内部的生化反应极其缓慢，甚至终止。

细胞冻存　如果将细胞悬浮在溶液中，随着温度的降低，细胞内、外环境中的水都会形成冰晶，导致细胞内发生机械损伤、电解质升高、渗透压改变等，引起细胞死亡。向培养液中加入保护剂则可保护细胞免受溶质损伤和冰晶损伤。因为冷冻保护剂容易同溶液中的水分子结合，从而降低冰点，减少冰晶的形成，并且可通过其摩尔浓度降低未结冰溶液中电解质的浓度，使细胞免受溶质损伤，细胞得以在超低温条件下保存。目前细胞冻存多采用二甲基亚砜（DMSO）或甘油作保护剂，这两种物质分子量小，溶解度大，易穿透细胞，能提高细胞膜对水的通透性。对于冷冻速率：如果冷冻速度慢，细胞内水分外渗多，细胞脱水，体积缩小，细胞内溶质浓度增高，细胞内不会发生结冰；如果冷冻速度快，细胞内水分没有足够的时间外渗，结果随着温度的下降而发生细胞内结冰；如果冷冻速度非常快（即超快速冷冻），则细胞内形成的冰晶非常小或不结冰而呈玻璃状态（玻璃化冷冻）。

细胞复苏　采用快速融化的方法，使细胞迅速通过细胞最易受损的–50～0 ℃，这样可以保证细胞外结晶在很短的时间内即可融化。

细胞冻存及复苏的基本原则是"慢冻快融"。标准冷冻速度开始为–1～–2 ℃/min，当温度低于–25 ℃时可加速，到–80 ℃之后可直接投入液氮（–196 ℃）内。复苏细胞时则直接将装有细胞的冻存管投入37～39 ℃热水中迅速解冻。

三、仪器与材料

1.仪器　15 ml离心管、冻存管（1～2 ml）、废液缸、培养瓶、75%乙醇棉球、移液器（1000/200 µl）、细胞冻存盒（程序性降温）、超净工作台、离心机、恒温水浴箱、–70 ℃冰箱、倒置显微镜、培养箱、液氮罐。

2.材料　PBS缓冲液、新生牛血清、培养基、双抗（青霉素、链霉素）、胰蛋白酶、DMSO（分析纯）。

四、实训过程

（一）细胞冻存

（1）将所需物品消毒（用75%乙醇棉球擦拭）后放入超净台，用75%乙醇擦拭超净台台面。打开超净台的紫外灯照射台面20分钟左右，关闭超净台的紫外灯，打开鼓风机吹至实验结束。

（2）配制含10% DMSO、20%新生牛血清的冻存培养液。

（3）取对数生长期的细胞，吸除旧培养液，加入PBS清洗细胞2遍。

（4）加入胰酶至刚没过细胞，放入37 ℃消化约1分钟（显微镜下，细胞开始变圆），加入含血清培养基终止消化，并用移液枪轻轻地反复吹打细胞，使其脱壁并分散至液体中。

（5）细胞移入离心管，1000 r/min，离心5分钟，弃上清。

（6）取少量配制好的细胞冻存液重悬细胞，计数，调节细胞密度为（5~10）×10^6/ml。

（7）细胞分装入冻存管中，每管1~1.5 ml。冻存管上标明细胞的名称、冻存时间及操作者。

（8）细胞放入冻存盒中置于–70 ℃冰箱，6小时后再放入液氮罐。

（二）细胞复苏

（1）将所需物品消毒（用75%乙醇棉球擦拭）后放入超净台，用75%乙醇擦拭超净台台面。打开超净台的紫外灯照射台面20分钟左右，关闭超净台的紫外灯，打开鼓风机吹至实验结束。

（2）从液氮罐中取出冻存管，快速置于37 ℃水浴锅中，轻轻晃动使其融化。

（3）融化后的冻存管转至超净台内，将细胞吸取至15 ml离心管中，加入10倍体积（约10 ml）培养基，1000 r/min，离心5分钟，弃上清。

（4）加入含10%新生牛血清的培养液重悬细胞，计数，调整细胞密度，接种至培养瓶，37 ℃培养箱静置培养。

（5）次日，更换培养液，继续培养。

五、实训结果

六、思考题

1.细胞冻存复苏时，"慢冻速溶"的原理是什么？

2.细胞冻存保护剂的作用是什么？有哪些常用的细胞冷冻保护剂？

实训技能考核评价标准

测试项目	技能要求	分值
实训准备	着装整洁，卫生习惯好 实验内容、相关知识，正确选择所需的材料及设备	5
实训记录	正确、及时、真实记录实验的现象，不得存在虚假	10
实训操作	①实验前做好所用实验器具的清洗，事先准备废液杯 ②按照实验步骤正确进行实验操作及仪器使用，按时完成	10
	无菌操作： ①实验开始前，超净台、台内物品擦拭消毒，紫外线照射 ②实验过程中，物品、手进入超净台应喷75%乙醇消毒 ③操作尽量靠近酒精灯形成的无菌环境	50
	实训过程： ①熟练使用移液器，枪头不触碰非目的区域 ②准确判断胰酶消化终点 ③正确使用离心机	
	实训结果（24 h后观察）： ①细胞无污染 ②细胞状态良好 ③细胞密度适宜，均匀的贴壁于培养瓶底部	
清场	按要求清洁仪器设备、实验台，摆放好所用药品	10
实训报告	实验报告工整，项目齐全，结论准确，并能针对结果进行分析讨论，一定要讨论清楚原因	15
合计		100

（刘　巧）

实训十八　辅酶Q10的提取分离及含量测定

一、实训目的

掌握　辅酶Q10提取方法及含量测定方法。

二、实训原理

辅酶Q10（Coenzyme Q10）又称泛醌（Ubiquinone，缩写UQ），是一种存在于自然界的脂溶性醌类化合物，其结构与维生素K、维生素E与质体醌相似，是一种脂溶性抗氧化剂，性状为黄色或浅黄色结晶粉末，易溶于氯仿、苯、四氯化碳，溶于丙酮和乙醚，微溶于乙醇，不溶于水和甲醇，熔点49℃，见光易分解。能激活人体细胞，提供细胞能量的营养：辅酶Q10作为一种强抗氧化剂，单独使用或与维生素B6（吡哆醇）结合使用，可抑制自由基对免疫细胞表面受体及与细胞分化和活性相关的微管系统的修饰作用，增强免疫系统功能，延缓衰老。提高心肌功能：辅酶Q10有助于机体为心肌提供充足氧气，预防突发性心脏病，尤其在心肌缺氧过程中，辅酶Q10发挥关键作用。可加速脂肪代谢，使肢体和大脑能量供应充裕，精力旺盛。用作护肤品，可增加肌肤弹性。对高血压有作用。医学上广泛用于心血管系统疾病，国内外广泛将其用于营养保健品及食品添加剂。辅酶Q10在心脏、肝脏、肾脏、牛肉、黄豆、花生等食物中含量相对较高。

三、仪器与材料

1.仪器　组织捣碎机、水浴锅、圆底烧瓶、回流管、分液漏斗、铁架台、滴管、层析柱、旋转蒸发仪、紫外可见分光光度计。

2.材料　焦性没食子酸、氢氧化钠、95%乙醇、石油醚、层析用硅胶、无水乙醇、氰基乙酸乙酯、鲜猪心、辅酶Q10对照品。

四、实训过程

1.皂化　将鲜猪心去除脂肪、血管，取心脏肌肉100 g，加水10 ml，于组织搅碎机绞碎后置于500 ml圆底烧瓶中，再加入14 g焦性没食子酸和14 g氢氧化钠，最后加入130 ml 95%乙醇，接上回流管，90℃回流皂化30分钟，结束后迅速冷却至室温，得皂化液。

2. 萃取　在上述皂化液中加入0.6倍体积的石油醚，搅拌提取，静置分层后，吸出上清液，残渣再分别用0.4倍体积的石油醚萃取2次。合并萃取液，水洗，直至水洗液近中性。

3. 浓缩、过滤　将上述萃取液在40℃减压浓缩至5 ml左右，冷却，于-5℃以下静置30分钟后过滤，得浓缩液。

4. 吸附、洗涤、洗脱　将层析柱内装柱：用小漏斗装入1 g硅胶与20 ml石油醚的混合液，装柱完毕后，再加入20 ml石油醚进行稳定，用滴管小心将上述浓缩液上柱，通过硅胶柱进行吸附，吸附后先用石油醚洗柱除去杂质，待流出液无色时，再用含5%乙醚的石油醚洗脱，至洗脱液接近无色，得洗脱液。

5. 浓缩、结晶、干燥　将上述洗脱液在40℃减压浓缩，除去石油醚后得棕色油状物；于油状物中加入热的无水乙醇，溶解后冷却结晶12小时，滤干，真空干燥，得辅酶Q10。计算产率，并描述得到产物的形态特征。

6. 辅酶Q10的鉴定　在辅酶Q10中分别加无水乙醇3.0 ml、氰基乙酸乙酯1.0 ml，0.5%氢氧化钠试液1.0 ml，摇匀，观察颜色变化。

7. 辅酶Q10的含量测定　将样品稀释至30～50 μg/ml，取2.0 ml，蒸除乙醚和汽油。再取不同量的辅酶Q10对照品。在各组中分别加无水乙醇3.0 ml，氰基乙酸乙酯1.0 ml，0.5%氢氧化钾试液1.0 ml，摇匀，均显蓝色反应，于620 nm波长处测定吸光度，并以同时测定绘制的辅酶Q10对照品作为标准。

8. 记录与计算汇总

（1）计算得率。

（2）鉴定结果。

（3）含量测定。

五、实训结果

六、思考题

1.各实验的现象及结论分别是什么？

2.实验中操作应注意哪些地方？

实训技能考核评价标准

测试项目	技能要求	分值
实训准备	着装整洁，卫生习惯好 实验内容、相关知识，正确选择所需的材料及设备	5
实训记录	正确、及时、真实记录实验的现象，不得存在虚假	10
实训操作	①正确称量，实验前做好所用实验器具的清洗，事先准备废液杯 ②按照实验步骤正确进行实验操作及仪器使用，按时完成	10
	皂化： ①加入试剂顺序正确 ②选用仪器正确 ③回流装置是否正确	50
	提取： ①浓缩步骤及方法正确 ②装柱顺序正确	
	结晶、干燥： ①结晶操作步骤正确 ②干燥方法选择正确	
	辅酶Q10的含量测定： ①含量测定操作步骤正确 ②紫外分光光度计的使用正确 ③计算准确	
清场	按要求清洁仪器设备、实验台，摆放好所用药品	10
实训报告	实验报告工整，项目齐全，结论准确，并能针对结果进行分析讨论，一定要讨论清楚原因	15
合计		100

（李翠芳　张天竹）

实训十九　固定化细胞

一、实训目的

1.掌握　包埋法固定化酶的操作技术；海藻酸钠制备固定化酵母细胞的方法。

2.了解　固定化细胞的原理。

二、实训原理

工业上常用包埋法固定微生物细胞。根据包埋剂的特性，海藻酸钠在水相中加热溶解呈溶液状，将细胞加入混匀后滴入氯化钙溶液中，由于离子的转移作用，海藻酸钠凝固，形成凝胶颗粒，凝胶颗粒中的微小空格将细胞固定。

海藻酸钙凝固的颗粒能反复使用，细胞在空格中可新陈代谢（固定活细胞），也可以利用细胞中的酶进行酶促反应（固定死细胞）。

本实验利用海藻酸钙凝胶包埋酵母生长细胞。

葡萄糖含量测定：二硝基水杨酸（DNS）法，是利用碱性条件下，DNS与还原糖发生氧化还原反应，生成3-氨基-5-硝基水杨酸，该产物在煮沸条件下显棕红色，且在一定浓度范围内颜色深浅与还原糖含量成正比，可用比色法间接测定还原糖的含量。因其显色的深浅只与糖类游离出还原基团的数量有关，而对还原糖的种类没有选择性，故DNS方法适用于多糖水解产生的多种还原糖体系中。

三、仪器与材料

1.仪器　1 ml和5 ml移液管各3支、50 ml注射器1只、500 ml烧杯2只、三角玻璃漏斗（15 cm）1只、滤纸（9 cm）2张、刻度试管（25 ml）6支、电炉1台、磁力搅拌器1台、可见分光光度计。

2.材料　蔗糖酶、干酵母（作为蔗糖酶的粗酶）、海藻酸钠、乙酸缓冲液（0.2 mol/L、pH 4.5）、5%蔗糖溶液。

2.0% $CaCl_2$溶液：称取4.0 g $CaCl_2$，用200 ml水溶解，备用。

DNS溶液：称取3，5-二硝基水杨酸（10±0.1）g，置于约600 ml水中，逐渐加入氢氧化钠10 g，在50 ℃水浴中（磁力）搅拌溶解，再依次加入酒石酸钾钠200 g、苯酚（重蒸）2 g和无水亚硫酸钠5 g，待全部溶解并澄清后冷却至室温，加水定容至1000 ml。过滤，贮存于棕色试剂瓶中，于暗处放置7天后使用。

葡萄糖标准液：准确称取干燥恒重的葡萄糖1 g，加少量蒸馏水溶解后，移入容量瓶中，加水定容至1000 ml。

四、实训过程

（一）酵母细胞的活化

取市售干酵母1 g投入到20 ml 36～38 ℃的温水中活化15～20分钟，酵母细胞活化时体积会变大，故活化前应该选择容积足够大的容器，以避免酵母细胞的活化液溢出容器外。

（二）酶的固定化

称取2.0 g海藻酸钠于烧杯中加热使其完全溶解于60 ml的蒸馏水中，待完全溶解后，逐渐冷却至45～50 ℃，加入预先制备好的含有1 g活性干酵母的混悬液40 ml，搅拌均匀。

用注射器抽取海藻酸钠-酶混合物（注射器不装针头），将混合物缓慢滴入2.0% $CaCl_2$溶液（200 ml）中，装$CaCl_2$溶液的烧杯于磁力搅拌器上搅拌，滴完后硬化20～30分钟。倾去$CaCl_2$溶液，用适量蒸馏水洗涤2～3次，制备得到固定化的蔗糖粗酶，称重。

（三）葡萄糖标准曲线的绘制

分别取葡萄糖标准液（1 mg/ml）0 ml、0.2 ml、0.4 ml、0.6 ml、0.8 ml、1.0 ml于25 ml试管中，分别准确加入DNS试剂2 ml，沸水浴加热2分钟，流水冷却，用水补足到15 ml刻度。在540 nm波长下测定吸光度。以葡萄糖浓度为横坐标，吸光度为纵坐标，绘制标准曲线。

（四）酶活力的测定

1.游离酶（粗酶）活力测定 准确称取活性干酵母0.2 g投入250 ml三角瓶中，加入5%蔗糖溶液40 ml和乙酸缓冲液10 ml，置于25 ℃恒温摇床，150 r/min振荡10分钟，加入1 mol/L NaOH溶液10 ml终止反应，混合液过滤，取上滤液，测定葡萄糖含量。

2. 固定化酶活力测定 将上述制备得到的固定化粗酶总重量的五分之一投入 250 ml 三角瓶中，加入 5% 蔗糖溶液 40 ml、乙酸缓冲液 10 ml，置于 25 ℃ 恒温摇床 150 r/min 振荡 10 分钟，加入 1 mol/L NaOH 溶液 10 ml，终止反应，混合液过滤，取上滤液，测定葡萄糖含量。

3. 样品葡萄糖含量测定 样品液适当稀释，使糖浓度为 0.1 ~ 1.0 mg/ml，取稀释后的糖液于 15 ml 刻度试管中，加 DNS 试剂 2.0 ml，沸水煮沸 2 分钟，冷却后用水补足 15 ml，在 540 nm 波长下测定吸光度。从标准曲线查出葡萄糖 mg/ml 数。求出样品中糖含量。

4. 酶活定义 在上述测定条件下，反应 1 分钟使 5% 蔗糖溶液生产 1 mg 葡萄糖所需的酶量为 1 单位。

5. 固定化酶活力回收率的计算

$$酶活力回收率（\%）=固定化酶活力/游离酶活力 \times 100$$

（五）注意事项

（1）加热使海藻酸钠溶化是操作中最重要的环节。

溶解一定要彻底，在溶解过程中不断搅拌，在降温过程中不能低于 40 ℃，否则会凝固。

（2）海藻酸钠的浓度涉及固定化细胞的质量。

如果海藻酸钠浓度过高，将很难形成凝胶珠；如果其浓度过低，形成的凝胶珠所包埋的酵母细胞的数目过少，影响实验效果。

（3）刚形成的凝胶珠应在 $CaCl_2$ 溶液中浸泡一段时间，以便形成稳定的结构，检验凝胶珠的质量是否合格，可以使用下列方法。

1）用镊子夹起一个凝胶珠放在实验桌上用手挤压，如果凝胶珠不容易破裂，且没有液体流出，则表明凝胶珠制作成功。

2）在实验桌上用力摔打凝胶珠，如果凝胶珠很容易弹起，也能表明制备的凝胶珠是成功的。

五、实训结果

六、思考题

1.什么是固定化酶?

2.常用的固定化酶的方法有哪些? 海藻酸钙包埋法的优缺点有哪些?

实训技能考核评价标准

测试项目	技能要求	分值
实训准备	着装整洁,卫生习惯好 实验内容、相关知识,正确选择所需的材料及设备	5
实训记录	正确、及时、真实记录实验的现象,不得存在虚假	10
实训操作	①正确称量,实验前做好所用实验器具的清洗,事先准备废液杯 ②按照实验步骤正确进行实验操作及仪器使用,按时完成	10
	酵母细胞的活化: ①活化水温适宜 ②活化操作步骤正确	50
	酶的固定化: ①溶液冷却 ②海藻酸钠硬化时间恰当 ③葡萄糖标准曲线的绘制正确	
	酶活力的测定: ①游离酶(粗酶)活力测定正确 ②固定化酶活力测定正确 ③样品葡萄糖含量测定正确 ④固定化酶活力回收率计算正确	
清场	按要求清洁仪器设备、实验台,摆放好所用药品	10
实训报告	实验报告工整,项目齐全,结论准确,并能针对结果进行分析讨论,一定要讨论清楚原因	15
合计		100

（李翠芳　张天竹）

实训二十　透析法脱盐

一、实训目的

1.掌握　透析法的基本原理。

2.熟悉　透析法的应用范围。

3.了解　透析法在制药领域内的应用。

二、实训原理

　　蛋白质是亲水胶体，借水化膜和同性电荷（在pH 7.0的溶液中一般蛋白质带负电荷）维持胶体的稳定性。向蛋白质溶液中加入某种碱金属或碱土金属的中性盐类，如（NH_4）$_2SO_4$、Na_2SO_4、$NaCl$、$MgSO_4$等，则发生电荷中和现象（失去电荷）。当盐类的浓度足够大时，蛋白质胶粒脱水而沉淀，称为盐析。由盐析所得的蛋白质沉淀，经过透析或用水稀释以减低或除去盐后，能再溶解并恢复其原有结构及生物活性，因此由盐析生成的沉淀是可逆性沉淀。因各种蛋白质分子颗粒大小、亲水程度不同，故盐析所需要的盐浓度液不一样，调节混合蛋白质溶液中盐的浓度，可使各种蛋白质分段沉淀。球蛋白在半饱和硫酸铵溶液中即可析出，白蛋白则需在饱和硫酸铵溶液中才能沉淀。此法是蛋白质分离纯化过程中的常用方法之一。

　　蛋白质的分子量很大，其颗粒在胶体颗粒范围（直径 1～100 nm）内，所以不能透过半透膜。选用孔径适宜的半透膜，由于小分子物质能透过，而蛋白质颗粒不能透过，因此可使蛋白质和小分子物质分开。这种技术称为透析，可除去和蛋白质混合的中性盐及其他小分子物质，是纯化蛋白质的常用方法。由盐析所得的蛋白质沉淀，经过透析脱盐后仍可恢复其原有结构及生物活性。

三、仪器与材料

1.仪器　透析袋、烧杯、玻璃棒、电磁搅拌器、试管及试管架。

2.材料　蛋白质的氯化钠溶液（三个除去卵黄的鸡蛋清、700 ml水及300 ml饱和

NaCl溶液混合后，用数层纱布过滤）、10%硝酸溶液、1%硫酸铜溶液、1%硝酸银溶液、10%氢氧化钠溶液。

四、实训过程

（一）卵清蛋白溶液加10% $CuSO_4$ 和10% NaOH，进行双缩脲反应。

（二）在透析袋中装入蛋白质溶液后扎成袋形，系于一横放在烧杯的玻璃棒上，袋中装入10～15 ml蛋白液并放在盛有蒸馏水的烧杯中。

（三）约1小时后，自烧杯中取水1～2 ml，加10% HNO_3 溶液数滴使之成酸性，再加入1% $AgNO_3$ 1～2滴，检验氯离子的存在。

（四）从烧杯中另取1～2 ml水，进行双缩脲反应，检验是否有蛋白质的存在。

（五）不断更换烧杯中的蒸馏水，并用电磁搅拌器不断搅动，以加速透析过程。

（六）数小时后，从烧杯中的水中不再能检出氯离子。此时停止透析并检查透析袋内容物是否有蛋白质或氯离子存在（此次应观察到透析袋中球蛋白沉淀的出现，这是因为球蛋白不溶于纯水的缘故）。

（七）注意事项

（1）蛋白质溶液用透析法去盐时，正、负离子透过半透膜的速度不同。以硫酸铵为例，NH_4^+ 的透出较快，在透析过程中膜内 SO_4^{2-} 剩余而生成 H_2SO_4，而使膜内蛋白质溶液呈酸性，足以达到使蛋白质变性的酸度，因此在用盐析法纯化蛋白质做透析取盐时，开始应用0.1 M的 NH_4OH 透析。

（2）透析袋使用前应检查是否破裂并进行预处理。

（3）将样品放入透析袋内，两端要封闭（注意袋内不要留气泡）。

（4）透析过程中，注意更换透析袋外水的次数，加快透析速度以效率。

五、实训结果

六、思考题

1.透析时应注意什么才可达到尽量除去盐类，并防止蛋白质变性？

2.透析时可否维持蛋白质溶液的体积不改变？

实训技能考核评价标准

测试项目	技能要求	分值
实训准备	着装整洁，卫生习惯好 实验内容、相关知识，正确选择所需的材料及设备	5
实训记录	正确、及时、真实记录实验的现象，不得存在虚假	10
实训操作	①正确称量，实验前做好所用实验器具的清洗，事先准备废液杯 ②按照实验步骤正确进行实验操作及仪器使用，按时完成	10
	透析袋的处理： ①透析袋平衡正确 ②透析方法的选择正确 ③试剂的准备正确 ④更换水的次数正确 ⑤仪器正确使用	50
清场	按要求清洁仪器设备、实验台，摆放好所用药品	10
实训报告	实验报告工整，项目齐全，结论准确，并能针对结果进行分析讨论，一定要讨论清楚原因	15
合计		100

（张天竹 王 双）

实训二十一　离子交换柱色谱法分离混合氨基酸

一、实训目的

掌握　离子交换树脂分离氨基酸的基本原理；离子交换柱层析法的基本操作；氨基酸和茚三酮显色反应机理及洗脱曲线的绘制。

二、实训原理

离子交换层析是一种用离子交换树脂做支持剂的层析法。离子交换树脂是具有酸性或碱性基团的人工合成聚苯乙烯和苯二乙烯等不溶性高分子化合物。树脂一般都制成球形的颗粒。阳离子交换树脂含有的酸性基团，如磺酸基（—SO_3H）、磷酸基（—PO_3H）、亚磷酸基（—PO_2H）、羧基（—COOH）、酚羟基（—OH）等，可解离出H^+，当溶液中含有其他阳离子，如在酸性环境中的氨基酸阳离子，它们可以和H^+发生交换而"结合"在树脂上。

本实验采用磺酸型阳子交换树脂（732型）分离酸性氨基酸（天冬氨酸Asp pI 2.97）和碱性氨基酸（赖氨酸Lys pI 9.74）的混合液。在pH=5.3条件下，由于pH低于Lys的pI值，Lys可解离成阳离子，吸附在树脂卜；又由于pH高于Asp的pI值，则Asp可解离为阴离子，不能被树脂吸附而直接流出色谱柱。在pH=12条件下，因pH高于Lys的pI值，Lys又解离为阴离子从树脂上被交换下来。这样通过改变洗脱液的pH值可使它们被分别洗脱而达到分离的目的。

在弱酸（pH 5~7）条件下，蛋白质或氨基酸与茚三酮共热，可生成蓝紫色缩合物。此反应为一切蛋白质和α−氨基酸所共有（亚氨基酸如脯氨酸和羟脯氨酸产生黄色化合物）。含有氨基的其他化合物亦可发生此反应。该反应颜色产物在570 nm处有最大吸收峰。

三、仪器与材料

1.材料　层析柱（20 cm×1 cm）、铁架台、恒流泵、部分收集器、分光光度计、移液枪、恒温水浴锅、试管玻璃棒烧杯等常用器材。

2.材料

A.732型阳离子交换树脂

B.2 mol/L、1 mol/L和0.01 mol/L氢氧化钠溶液

C.2 mol/L盐酸溶液

D.混合氢基酸溶液：天冬氨酸、赖氨酸均配制成2 mg/ml的柠檬酸缓冲液溶液，将上述天冬氨酸、赖氨酸溶液按1∶1.5的比例混合

E.柠檬酸缓冲液（pH 5.3，钠离子浓度为0.45 mol/L）

F.茚三酮显色剂

四、实训过程

（一）树脂的处理

将干的强酸型树脂用蒸馏水浸泡过夜，使之充分溶胀。用4倍体积的2 mol/L的盐酸浸泡1小时，倾去清液，洗至中性。再用2 mol/L的氢氧化钠处理，做法同上（检验中性用试纸即可）。

（二）树脂的转型与保存

以1 mol/L氢氧化钠溶液浸泡处理后的树脂1小时，使树脂转化为钠型，用蒸馏水洗至中性，多余树脂放入1 mol/L氢氧化钠溶液保存，需使用缓冲溶液浸泡。

（三）装柱

取层析柱（20 cm×1 cm），检验气密性。验得气密性良好后，将柱垂直夹于铁架上。用夹子夹紧柱底出口处橡皮管，在柱顶放一漏斗并向柱内加入2～3 cm高的缓冲溶液。用小烧杯取少量树脂及浸泡液，将其搅拌成悬浮状，通过漏斗缓慢倒入柱内。待树脂在底部沉降时，慢慢打开出口夹子，放出少许液体，持续加入树脂，直至树脂高度达到10 cm。

注意：装好的柱要求连续、均匀、无纹格、无气泡、表面平整，否则须倒回烧杯，重新装柱。整个过程液面不可低于树脂床面。

（四）平衡

层析柱装好后，缓慢加入适量缓冲液至液面高于树脂面2～3 cm。取一烧杯盛有25 ml缓冲液，装好柱子，柱上端胶皮管通过恒流泵浸入烧杯液面以下，柱下端置另一烧杯收集洗出液。后开启泵，调节流速，以0.5 ml/min（10滴/分）流速进行平衡，待

25 ml缓冲液基本用尽时即可加样。平衡过程需40～50分钟。

（五）加样

关闭恒流泵，打开层析柱上端，缓慢打开柱底出口夹子，放出层析柱内液体至层析柱内液体凹液面与树脂上表面约距1 mm，立即关闭出口。由上端缓慢加入氨基酸混合液0.5 ml（用吸量管沿柱壁四周均匀加入）。加样后打开止水夹，使液缓慢流出至凹液面与树脂上表面约距1 mm，立即关闭止水夹。再加入0.5 ml缓冲液（用吸量管沿柱壁四周均匀加入），打开止水夹，使液体缓慢流出至凹液面距树脂上表面再次约1 mm，重复此加入缓冲液操作2～3次，最后加缓冲液至液面高于柱顶2 cm左右。

（六）洗脱

将层析柱装好并使下端对准部分收集器上的一号小试管口，用pH 5.3枸橼酸钠缓冲溶液以0.5 ml/min（10滴/分）流速开始洗脱，小试管收集洗脱液，每管收集1 ml，收集10管后，关闭恒流泵，同时夹住下端，改用0.01 mol/L氢氧化钠溶液洗脱，同法继续收集11～35管。收集完毕后，关闭止水夹和恒流泵。（实验时柱内液体不可流干，柱子气密性不好时易出现流干情况）。

（七）氨基酸色谱的测定

向各管收集液中加入2.5 ml枸橼酸钠缓冲溶液，混匀后加入1 ml茚三酮显色剂，在沸水中加热15分钟，取出冷却10分钟。以收集液第1管为空白，测定570 nm波长处各管的光吸收值。以光吸收值为纵坐标，洗脱管号（洗脱体积）为横坐标绘制氨基酸色谱图（比色时请戴手套，避免将液体粘在手上或衣服上，实验完毕后请将树脂倒入指定回收处，并清洗所有实验用具）。

（八）树脂的回收与再生

树脂回收后，用1 mol/L氢氧化钠洗涤浸泡，再用蒸馏水洗至中性后，可再次使用。

五、实训结果

六、思考题

1.若实验结果的图谱中出现拖尾现象，试分析其原因。

2.树脂的预处理中为何要将树脂转变为钠型？

3.试简述平衡的作用及流速快慢对实验结果的影响。

实训技能考核评价标准

测试项目	技能要求	分值
实训准备	着装整洁，卫生习惯好 实验内容、相关知识，正确选择所需的材料及设备	5
实训记录	正确、及时、真实记录实验的现象，不得存在虚假	10
实训操作	①正确称量，实验前做好所用实验器具的清洗，事先准备废液杯 ②按照实验步骤正确进行实验操作及仪器使用，按时完成	10
实训操作	树脂的处理、转型与保存： ①新到树脂的处理正确 ②树脂转型试剂的选择正确 ③树脂的保存正确 装柱： ①装柱气密性检查正确 ②装柱高度正确 平衡、加样： ①平衡步骤正确 ②加样操作正确 洗脱、氨基酸色谱的测定： ①洗脱操作正确 ②茚三酮测定方法的步骤正确	50
清场	按要求清洁仪器设备，实验台，摆放好所用药品	10
实训报告	实验报告工整，项目齐全，结论准确，并能针对结果进行分析讨论，一定要讨论清楚原因	15
合计		100

（谢　阳　张天竹）

实训二十二　牛奶中酪蛋白和乳蛋白素粗品的制备

一、实训目的

掌握　盐析法的原理和操作；等电点沉淀法的原理和基本操作。

二、实训原理

酪蛋白是牛奶中主要的蛋白质；乳蛋白素是一种广泛存在于乳品中，合成乳糖所需要的重要蛋白质。酪蛋白在pH=4.8左右会沉淀析出，但乳蛋白素在pH=3左右才会沉淀。利用该性质，可先将pH降至4.8，或是在加热至40℃的牛奶中加硫酸钠，将酪蛋白沉淀出来。酪蛋白不溶于乙醇，利用该性质可从酪蛋白粗制剂中除去脂类杂质。将去除掉酪蛋白的滤液pH调至3左右，能使乳蛋白素沉淀析出，部分杂质即可随澄清液除去。再经过一次pH沉淀后，即可得粗乳蛋白素。

三、仪器与材料

100 ml量筒、100 ml烧杯（2个）、250 ml烧杯、水浴锅、玻璃棒、滤布、布氏漏斗、滤纸、抽滤瓶、真空泵、pH计、pH试纸、离心机、离心管、磁力搅拌器、干燥箱（器）。

四、实训操作

（一）盐析沉淀法制备酪氨酸

（1）将50 ml牛乳倒入250 ml烧杯中，于40℃水浴中加热并搅拌。

（2）向上述烧杯中缓缓（约10分钟内分次）加入10 g无水硫酸钠，继续搅拌10分钟。

（3）将溶液用细布过滤，分别收集沉淀和滤液。沉淀悬浮于30 ml乙醇中，倾于布氏漏斗中过滤除去乙醇溶液，抽干。将沉淀从布氏漏斗中移出，在表面皿上摊开以除去乙醇，干燥后得到的即为酪蛋白。准确称重。

（二）等电点沉淀法制备乳蛋白素

（1）将制备酪蛋白操作步骤3所得滤液置于100 ml烧杯中，一边搅拌，一边利用pH试纸以浓盐酸调整pH至（3±0.1）。

（2）将溶液倒入离心管中，6000 r/min离心15分钟，倒掉上层液。

（3）在离心管内加入10 ml去离子水，振荡，使管内下层物重新悬浮，并以0.1 mol/L氢氧化钠溶液调整pH至8.5～9.0，此时大部分蛋白质会溶解。

（4）将上述溶液以6000 r/min离心10分钟，上层液倒入50 ml烧杯。

（5）将烧杯置于磁搅搅拌加热板上，一边搅拌，一边用0.1 mol/L盐酸调整pH至（3±0.1）。

（6）将溶液倒入离心管中，6000 r/min离心10分钟，倒掉上层液。取出沉淀干燥，并称重。

五、实训结果

（1）计算出每100 ml牛乳所制备出的酪蛋白数量，并与理论产量（3.5 g）相比较。求出实际收率（%）。

（2）计算出100 ml牛乳所制备出的乳蛋白素数量。

六、思考题

1.等电点沉淀法分离纯化蛋白质的原理是什么？

2.盐析法分离纯化蛋白质的过程中应注意哪些问题？

3.离心机在使用过程中应注意哪些问题？

实训技能考核评价标准

测试项目	技能要求	分值
实训准备	着装整洁，卫生习惯好 实验内容、相关知识，正确选择所需的材料及设备	5
实训记录	正确、及时、真实记录实验的现象，不得存在虚假	10

续表

测试项目	技能要求	分值
实训操作	①正确称量，实验前做好所用实验器具的清洗，事先准备废液杯 ②按照实验步骤正确进行实验操作及仪器使用，按时完成	10
	盐析沉淀法制备酪氨酸： ①水浴温度控制在40 ℃ ②过滤方法正确 ③称重准确	50
	等电点沉淀法制备乳蛋白素： ①浓盐酸调整pH至（3 ± 0.1） ②6000 r/min 离心15 min，倒掉上层液 ③加入10 ml 去离子水，振荡，使管内下层物重新悬浮，并以 0.1 mol/L 氢氧化钠溶液调整pH 8.5 ~ 9.0 ④将上述溶液以 6000 r/min 离心10 min，上层液倒入50 ml 烧杯 ⑤将烧杯置于磁搅拌加热板上，一边搅拌，一边利用pH 0.1 mol/L 盐酸调整pH至（3 ± 0.1） ⑥将溶液倒入离心管中，6000 r/min 离心10 min，倒掉上层液。取出沉淀干燥，并称重，称重准确	
清场	按要求清洁仪器设备、实验台，摆放好所用药品	10
实训报告	实验报告工整，项目齐全，结论准确，并能针对结果进行分析讨论，一定要讨论清楚原因	15
合计		100

（马　潋　王　双）

实训二十三　银耳多糖的制备及鉴定

一、实训目的

掌握　真菌多糖类粗提取的具体步骤及相应原理；真菌多糖类的分离、纯化原理；多糖类物质的一般鉴定方法。

二、实训原理

（一）提取原理

银耳是我国传统的珍贵药用真菌，具有滋补强壮、扶正固本之功效。银耳中含有的多糖类物质则具有明显提高机体免疫功能、抗炎症和抗放射等作用。提取与纯化动植物中存在的多糖或微生物胞内多糖时，因细胞或组织外大多有脂质包围，要使多糖释放出来，第一步就是去除表面脂质，常用醇或醚回流脱脂。第二步，将脱脂后的残渣以水为主体的溶液提取多糖，这样提取得到的多糖提取液含有许多杂质，主要是无机盐、低分子量的有机物质及高分子量的蛋白质和木质素等。第三步则要除去这些杂质，对于无机盐及低分子量的有机物质，可用透析法、离子交换树脂或凝胶过滤法除去；对于大分子杂质，可用酶消化（如蛋白酶、木质素酶）、乙醇或丙酮等溶剂沉淀法或金属络合物法。多糖提取液中去除蛋白质是一个很重要的步骤，常用方法有 Sevage 法、三氯乙酸法、酶解法、三氟三氯乙烷法等。

1. Sevage 法　是除蛋白质的经典方法，主要是利用蛋白质在氯仿中变性的特点，将氯仿∶正丁醇=5∶1或4∶1的二元溶剂体系按1∶5加入到多糖提取液中，混合物经剧烈振摇后离心，蛋白质与氯仿–正丁醇生成凝胶物而分离，分去水层和溶剂层交界处的变性蛋白质。

2.三氯乙酸法　利用三氯乙酸，在低温下搅拌加入到多糖提取液中，直到溶液不再继续混浊为止，离心弃沉淀，即可达到脱蛋白的目的。存在于溶液中的三氯乙酸经中和后，通过透析或超滤等方法除去。

3.酶解法　是根据植物细胞壁的构成，利用酶反应所具有高度专一性的特点，选择相应的酶，将细胞壁的组成成分（纤维素、半纤维素和果胶质）水解或降解，破坏细胞壁结构，使细胞内的成分溶解、混悬或胶溶于溶剂中，从而达到提取目的，且有利于提高成分的提取率。

4.三氟三氯乙烷法　将三氟三氯乙烷按1∶1的比例加到多糖提取液中，在低温下搅拌约10分钟，离心得上层水层，水层继续用上述方法处理几次即得，此法效率较高，但因溶剂易挥发，不宜大量应用。

本实验采用固体法培养获得的银耳子实体，经沸水抽提、三氯甲烷—正丁醇法除蛋白质和乙醇沉淀分离可制得银耳多糖粗品。然后进行定性和定量测定及杂质含量测定。

（二）鉴定原理

1. Molish反应　多糖在浓硫酸或浓盐酸的作用下，脱水形成糠醛及其衍生物，其与α-萘酚反应，作用生成紫色的化合物。原理是羰基与酚类进行了缩合，这样，糖与浓酸作用后，再与α-萘酚反应，就能生成紫色的化合物。因此，阴性反应证明没有糖类物质的存在；而阳性反应，则说明有糖存在的可能性，需要进一步通过其他糖定性试验才能确定。

2.斐林试剂　质量浓度为0.1 g/ml的氢氧化钠溶液和质量浓度为0.05 g/ml的硫酸铜溶液配制而成，二者混合后，立即生成淡蓝色的氢氧化铜沉淀。氢氧化铜与加入的葡萄糖在加热的条件下，能够生成砖红色的氧化亚铜沉淀，而葡萄糖本身则被氧化成葡萄糖酸。用斐林试剂鉴定还原糖时，溶液的颜色变化为：浅蓝色→棕色→砖红色（沉淀）。

三、仪器与材料

50 ml烧杯、500 ml烧杯、10 ml试管、250 ml分液漏斗、酒精灯、纱布、离心机、石棉网、Molish试剂（取5 g α-萘酚用95%乙醇溶解至100 ml、临用前配制、棕色瓶保存）、斐林试剂（甲液质量浓度为0.1 g/ml的氢氧化钠溶液、乙液质量浓度为0.05 g/ml的硫酸铜溶液、临用前配制、将4～5滴乙液滴入2 ml甲液中、配完后立即使用）。

四、实训操作

（一）提取步骤

（1）取银耳子实体5 g加水300 ml，直火提取1小时（提取过程中用玻棒不断搅拌），双层纱布过滤，提取液浓缩至50 ml左右。

（2）浓缩液加入1/2体积的Sevage试剂去蛋白，3000 r/min离心10分钟。

（3）上清液加入3倍量95%乙醇，搅拌均匀后，3000 r/min离心10分钟（或静止1小时）。

（4）取出沉淀，用无水乙醇洗涤2次，乙醚洗涤1次，真空干燥，得银耳多糖粗品。

（二）银耳多糖的鉴定

1.供试品溶液的制备　称取银耳多糖粗品20 mg，加水溶解并定容至100 ml，作为供试品溶液。

2. Molish反应　取试管，加入多糖溶液1 ml，然后加入两滴Molish试剂，摇匀。倾斜试管，沿管壁小心加入约1 ml浓硫酸，切勿摇动，小心竖直后仔细观察两层液面交界处的颜色变化。用水代替糖溶液，重复一遍，观察结果。

3.斐林试剂鉴定　取试管，将4～5滴乙液滴入2 ml甲液中，摇匀后，分别加入4滴待测糖溶液，置于沸水浴中加热2～3分钟，取出冷却，观察沉淀和颜色变化。

五、实训结果

（1）计算银耳多糖粗品的收率。

（2）记录银耳多糖的鉴定结果。

六、思考题

1.是否有其他方法可以提高银耳多糖的收率？

实训技能考核评价标准

测试项目	技能要求	分值
实训准备	着装整洁，卫生习惯好 实验内容、相关知识，正确选择所需的材料及设备	5
实训记录	正确、及时、真实记录实验的现象，不得存在虚假	10

续表

测试项目	技能要求	分值
实训操作	①正确称量，实验前做好所用实验器具的清洗，事先准备废液杯 ②按照实验步骤正确进行实验操作及仪器使用，按时完成	10
	银耳多糖的提取： ①直火提取操作正确，过滤方法正确 ②浓缩液加入1/2体积的Sevage试剂去蛋白，3000 rpm离心10 min ③上清液加入3倍量95%乙醇，搅拌均匀后，3000 rpm离心10 min（或静止1 h）。 ④取出沉淀，用无水乙醇洗涤2次，乙醚洗涤1次，真空干燥。 银耳多糖的鉴别： ①供试品溶液配制正确 ②Molish反应试验步骤正确 ③斐林试剂鉴定操作正确	50
清场	按要求清洁仪器设备、实验台，摆放好所用药品	10
实训报告	实验报告工整，项目齐全，结论准确，并能针对结果进行分析讨论，一定要讨论清楚原因	15
合计		100

（马　潋）

实训二十四　酸醇提取法制备猪胰岛素

一、实训目的

1.掌握　胰岛素的制备方法；酸醇提取法制备猪胰岛素的技术。

2.了解　胰岛素的理化性质及其在制备方面的应用。

二、实训原理

胰岛素广泛存在于人和动物的胰脏中，是胰岛 B（β）细胞分泌的一种分子量较小的蛋白质激素（猪胰岛素分子量为 5761）。

根据采用原料和手段的不同，胰岛素的制造方法有提取法、生物技术法、化学合成法。主要以提取法为主，比较成熟且被普遍采用的是酸醇提取减压浓缩法，原料多用猪的新鲜胰脏。

胰岛素为白色或类白色无定形粉末，易溶于稀酸或稀碱水溶液中，也易溶于酸性（或碱性）稀醇（80%以下）和稀丙酮水溶液中，在其他无水有机溶媒中均不溶。在酸性（如 pH 3.5）溶液中较稳定，在碱性溶液中极易失活性，其他凡能改变蛋白质结构的因素，如加热（800 ℃以上）、强酸、强碱和蛋白酶等，都可使胰岛素受到破坏。

胰岛素是促进代谢的激素，在调节机体糖代谢、脂肪代谢和蛋白质代谢方面都有重要作用，是维持血糖在正常水平的主要激素之一。

胰岛素一方面能促进血液中的葡萄糖进入肝、肌肉和脂肪等组织细胞，并在细胞内合成糖元或转变成其他营养物质贮存起来；另一方面又能促进葡萄糖氧化分解释放能量，供机体利用。由于胰岛素既能增加血糖的去路又能减少血糖的来源，因此，其最明显的效应是降低血糖。

胰岛素一般由动物脏器提取，其生产方法有酸醇提取减压法、分级提取锌沉淀法、磷酸钙凝胶吸附法、DEAE–纤维素吸附法及离子交换树脂吸附法。本实验介绍酸醇提取减压浓缩法由猪胰提取胰岛素的方法。

三、仪器与材料

1.仪器　空调、冰箱、组织捣碎机（绞肉机）、天平、大转头低温离心机、蒸发浓缩仪、真空干燥箱、密度计、水浴加热锅、制冰机、剪刀、烧杯（1000 ml）、量筒、温度计、玻璃棒、滴管（2只）、纱布（粗布）、漏斗、滤纸、pH试纸（酸、碱）、注射器。

2. 材料　猪胰、10%硫酸、无水乙醇、浓氨水、NaCl、草酸、无水丙酮。

四、实训过程

（一）材料预处理

胰脏最好采用–30℃速冻法，贮存在–20℃，保存不超过8个月。

（二）材料处理

将猪胰除去结缔组织等杂质，绞碎成胰浆。

（三）提取

称一定重量（200 g）胰浆置烧杯中，加入2.3～2.6倍量86%～88%的乙醇和草酸，其中草酸为冻胰脏的5%（先将草酸溶于事先配制好的乙醇中）。（pH应为2.5～3.0，乙醇含量为70%左右）。在温度为10～15℃下搅拌（60 r/min）提取3小时。离心（粗布过滤），残渣再用1倍量68%～70%乙醇和0.4%草酸提取2小时。离心（粗布过滤2次），合并二次浸出液。

（四）碱化、酸化

提取液在不断搅拌下（约35 r/min）加入浓氨水，调pH达8.0～8.4（液温10～15℃），立即进行过滤，除去碱性蛋白质（可离心）。于澄清的滤液中迅速加入10%硫酸，使pH调至3.6～3.8。在5℃静置4小时以上（使酸性杂蛋白沉降）。

（五）减压浓缩

吸取上清液，下层沉淀用纱（帆）布过滤，滤液并入上清液，清液在30℃以下减压蒸去乙醇，浓缩至浓缩液比重为1.04～1.06（约为原体积的1/9～1/10）为止（冷凝器之冷却水应在–15℃以下，真空在740泵柱以上进行真空浓缩）。

（六）去脂、盐析

将浓缩液在5分钟之内加温至50℃，立即用冰（盐）水降温至5℃，放置3～4小时，分离出下层清液（上层脂肪可回收胰岛素），调pH达2.3～2.5。在20～25℃下搅拌加入27%（W/V）固体氯化钠，使全部溶解，保温静置2～4小时，使沉淀析出。

（七）精制

1.除酸性蛋白 取粗制胰岛素，按其干重加入7倍量冰冷蒸馏水（包括粗制胰岛素中所含水量）溶解，再加入3倍量（按粗品计）的冷丙酮，并用2 mol/L氨水量补加丙酮，使溶液中水和丙酮的比例为7∶3，充分搅拌后，低温放置过夜，使溶液冷至5℃以下。次日，在5℃以下用离心分离法或用布氏漏斗过滤法分离沉淀。

2.锌沉淀 在滤液中加入2 mol/L氨水调pH到6.2～6.4，按溶液体积加入3.6%醋酸锌溶液（浓度为20%），再用2 mol/L氨水调pH到6.0，低温放置过夜，次日用布氏漏斗过滤，分离沉淀。

3.结晶 经丙酮脱水后按每克（干重）精品加入2%柠檬酸50 ml、6.5%醋酸锌2 ml、丙酮16 ml。并用冰水稀释至100 ml，置冰浴中速冷至5℃以下，用2 M氨水调pH至8.0，迅速过滤。滤液立即用10%柠檬酸溶液调pH至6.0，然后补加丙酮，使整个溶液体系保持丙酮含量为16%。缓慢搅拌2～5小时后放入3～5℃冰箱72小时，使之结晶，前48小时内需用玻璃棒间歇搅拌，后24小时静置不动。在显微镜下观察，结晶外形为正方形或扁斜形六面体。结晶离心收集，并用毛刷小心刷去晶体表面所覆灰黄色无定形沉淀，用蒸馏水或醋酸铵溶液洗涤，再用丙酮、乙醚脱水，离心后，在五氧化二磷真空干燥箱中干燥，即得结晶胰岛素，效价每毫克应在35单位以上。

（八）检测

取对照品及供试品适量，分别加0.01 mol/L盐酸溶液制成1 ml中含40单位的溶液，参照高效液相色谱法试验，以十八烷基硅烷键合硅胶为填充剂（5 μm），柱温40℃，以0.1 mol/L磷酸二氢钠溶液（用磷酸调节pH值为3.0）-乙腈按73∶27或适宜比例的混合液（含0.1 mol/L硫酸钠）为流动相，检测波长为214 nm，流速为1 ml/min。取供试品溶液及对照品溶液各20 μl注入液相色谱仪，记录主峰的保留时间，供试品的主峰保留时间应与同种属对照品的主峰保留时间一致。

（九）效价测定

将效价确定的胰岛素标准品用0.01 mol/L盐酸液配制并稀释成40 U/ml、30 U/ml、20 U/ml、10 U/ml、1 U/ml和0.5 U/ml溶液。样品原料以0.01 mol/L盐酸液配制并稀释成1.5 mol/ml溶液进行测定。效价计算以主峰面积为纵坐标，胰岛素浓度为横坐标进行线性回归，计算而得。

五、实训结果

六、思考题

1.各实验的现象及结论分别是什么?

2.实验中操作应注意哪些地方?

实训技能考核评价标准

测试项目	技能要求	分值
实训准备	着装整洁，卫生习惯好 实验内容、相关知识，正确选择所需的材料及设备	5
实训记录	正确、及时、真实记录实验的现象，不得存在虚假	10
实训操作	①正确称量，实验前做好所用实验器具的清洗，事先准备废液杯 ②按照实验步骤正确进行实验操作及仪器使用，按时完成	10
	材料处理： ①猪胰脏结缔组织去除操作正确 ②匀浆操作正确	50
	提取与精制： ①提取时间正确 ②粗提步骤正确 ③精制操作顺序正确	
	检测及效价测定： ①标准曲线的制作准确 ②计算准确	
清场	按要求清洁仪器设备、实验台，摆放好所用试剂	10
实训报告	实验报告工整，项目齐全，结论准确，并能针对结果进行分析讨论，一定要讨论清楚原因	15
合计		100

（江尚飞　李翠芳）

实训二十五　超氧化物歧化酶的提取分离

一、实训目的

1.掌握　从大蒜细胞中提取与分离SOD的基本方法；蛋白质和酶的提取与分离的基本原理。

2.熟悉　酶活力单位、总活力的计算方法。

二、实训原理

超氧化物歧化酶（SOD）是一种具有抗氧化、抗衰老、抗辐射和消炎作用的药用酶。它可催化超氧负离子（O^{2-}）进行歧化反应，生成氧和过氧化氢。大蒜蒜瓣和悬浮培养的大蒜细胞中含有较丰富的SOD，通过组织或细胞破碎后，可用pH 7.8磷酸缓冲液提取。由于SOD不溶于丙酮，可用丙酮将其沉淀析出。

植物叶片在衰老过程中发生一系列生理生化变化，如核酸和蛋白质含量下降、叶绿素降解、光合作用降低及内源激素平衡失调等。这些指标在一定程度上反映衰老过程的变化。大量研究表明，植物在逆境胁迫或衰老过程中，细胞内自由基代谢平衡被破坏而有利于自由基的产生。过剩自由基的毒害之一是引发或加剧膜脂过氧化作用，造成细胞膜系统的损伤，严重时会导致植物细胞死亡。自由基是具有未配对价电子的原子或原子团。生物体内产生的自由基主要有超氧自由基（O^{2-}）、羟自由基（OH^-）、过氧自由基（ROD）、烷氧自由基（RO）等。植物细胞膜有酶促和非酶促两类过氧化物防御系统，超氧化物歧化酶（SOD）、过氧化氢酶（CAT）、过氧化物酶（POD）和抗坏血酸过氧化物酶（ASA-POD）等是酶促防御系统的重要保护酶。抗坏血酸（V_C）、维生素E（V_E）和还原型谷胱甘肽（GSH）等是非酶促防御系统中的重要抗氧化剂。SOD、CAT等活性氧清除剂的含量水平和O^{2-}、H_2O_2、OH^-和O_2等活性氧的含量水平可作为植物衰老的生理生化指标。

SOD是含金属辅基的酶。高等植物含有两种类型的SOD，Mn-SOD和Cu·Zn-SOD，它们可催化下列反应：

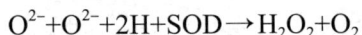

$$O^{2-}+O^{2-}+2H+SOD \rightarrow H_2O_2+O_2$$

$$H_2O_2+CAT \rightarrow H_2O+1/2O_2$$

由于超氧自由基（O^{2-}）为不稳定自由基，寿命极短，测定SOD活性一般为间接方法。并利用各种呈色反应来测定SOD的活力。邻苯三酚在碱性条件下可迅速自氧化，释放出O^{2-}，生成带色的中间产物，在420 nm有最大吸收峰。邻苯三酚自氧化产生的中间产物在40 s~3 min这段时间，生成物与时间有较好的线性关系。

颜色深→SOD逐渐增多→颜色浅，即酶活力越大，颜色越浅。

三、仪器与材料

1. 仪器　恒温水浴锅、冷冻高速离心机、可见分光光度仪、pH试纸、研钵、烧杯、量筒等。

2. 材料　新鲜蒜瓣、氯仿–乙醇混合液（氯仿：无水乙醇=3：5，V/V）、丙酮（用前需预冷至4~10 ℃）、0.05 mol/L磷酸缓冲液（pH 7.8）、10 mmol/L盐酸溶液（常用的浓盐酸是37%~38%，密度为1.19 g/ml，浓盐酸摩尔浓度约11.7）。

A液：pH 8.2，0.1 mol/L三羟甲基氨基甲烷（Tris）–盐酸缓冲溶液（内含1 mmol/L EDTA–2Na）。称取1.2114 g Tris和37.2 mg EDTA–2Na溶于62.4 ml 0.1 mol/L盐酸溶液中，用蒸馏水定容到100 ml（缓冲液需调pH 8.2）。

B液：4.5 mmol/L邻苯三酚盐溶液。称取邻苯三酚（AR）56.7 mg溶于少量10 mmol/L盐酸溶液，定容到100 ml。

四、实训过程

（一）组织细胞破碎

称取3 g大蒜蒜瓣，置于预冷研钵中，加入少量的石英砂及5 ml 0.05 mol/L磷酸缓冲液，冰浴上研磨成匀浆，移入15 ml离心管。用5 ml磷酸缓冲液冲洗研钵，洗涤并入离心管中，磷酸缓冲液的最终体积为10 ml，全部转入离心管中，在5000 r/min下离心15分钟，取上清液（提取液）。留出1 ml备用，准确量取剩余上清液体积。

注意：酶液提取时，为了尽可能保持酶的活性，尽可能在冰浴中研磨，低温离心。

（二）除杂蛋白

上清液加入0.25体积的氯仿–乙醇混合液搅拌15分钟，5000 r/min离心15分钟，得到的上清液为粗酶液。留出1 ml备用，准确量取剩余上清液体积。

（三）SOD的沉淀分离

粗酶液中加入等体积的冷丙酮，搅拌15分钟，5000 r/min离心15分钟，得SOD沉淀。将SOD沉淀溶于5 ml 0.05 mol/L磷酸缓冲液（pH 7.8）中，得到SOD酶液。留出1 ml备用，准确量取剩余上清液体积。

（四）SOD酶活性测定

（1）将上述提取液、粗酶液和酶液分别取样，测定各自的SOD活力（表1）。

表1　SOD活力测定加样程序

试剂	空白管	OD_1		OD_2	
		对照管	对照管	对照管	对照管
A液/ml	3.0	3.0	3.0	3.0	3.0
SOD液/ml	0	0	0.1	0.1	0.1
蒸馏水/ml	2.0	1.8	1.7	1.7	1.7
室温放置20分钟。					
B液/ml	0	0.2	0.2	0.2	0.2
OD值					

（2）加入邻苯三酚后迅速混匀，准确计时4分钟，加一滴浓盐酸停止反应，420 nm测吸光值（OD）。

五、实训结果

根据所得结果计算出提取液、粗酶液和酶液酶活力单位、总活力、比活力、纯化倍数、回收率，写出计算过程。

备注：

酶活力单位（U/ml）=2（$OD_1 - OD_2$）×5/0.1

（1 ml反应液中，每分钟抑制邻苯三酚自氧化速率达到80%时的酶量）

总活力（U）=活力单位 × 总体积

比活力（U/mg）=活力单位/蛋白质浓度

纯化倍数=粗酶液（酶液）比活力/提取液比活力

回收率=粗酶液（酶液）总活力/提取液总活力

六、思考题

邻苯三酚氧化法测定SOD酶活力的基本原理。

实训技能考核评价标准

测试项目	技能要求	分值
实训准备	着装整洁，卫生习惯好 实验内容、相关知识，正确选择所需的材料及设备	5
实训记录	正确、及时、真实记录实验的现象，不得存在虚假	10
实训操作	①正确称量，实验前做好所用实验器具的清洗，事先准备废液杯 ②按照实验步骤正确进行实验操作及仪器使用，按时完成	10
	组织细胞破碎： ①操作顺序正确 ②研磨在冰浴中进行 ③冷冻高速离心机转数与时间选择准确 ④上清液体积量取准确 除杂蛋白： ①氯仿–乙醇混合液加入量准确 ②冷冻高速离心机转数与时间选择准确 ③上清液体积量取准确 SOD的沉淀分离： ①冷冻高速离心机转数与时间选择准确 ②上清液体积量取准确 SOD酶活性测定： ①加样顺利正确 ②加样量准确 ③分光光度仪使用正确	50
清场	按要求清洁仪器设备、实验台，摆放好所用药品	10
实训报告	实验报告工整，项目齐全，计算准确，结论准确，并能针对结果进行分析讨论，一定要讨论清楚原因	15
合计		100

（邱妍川）

实训二十六　卵磷脂的提取及鉴定

一、实训目的

掌握　磷脂类物质的结构和性质；从蛋黄中提取卵磷脂的实验方法；卵磷脂的组成鉴定的原理和方法。

二、实训原理

磷脂是生物体组织细胞的重要成分，主要存在于大豆等植物组织以及动物的肝、脑、脾、心等组织中，尤其在蛋黄中含量较多（10%左右）。卵磷脂和脑磷脂均溶于乙醚而不溶于丙酮，利用此性质可将其与中性脂肪分离开；此外，卵磷脂能溶于乙醇而脑磷脂不溶，利用此性质又可将卵磷脂和脑磷脂分离。

三、仪器与材料

研钵、布氏漏斗、蒸发皿、水浴锅（沸水）、玻璃漏斗、玻棒、小烧杯、试管、纱布、酒精灯。

四、实训过程

（一）卵磷脂的提取

（1）取熟鸡蛋蛋黄一只，于研钵中研细，先加入 10 ml 95%乙醇研磨，再加入 20 ml 95%乙醇充分研磨，减压过滤（应盖满漏斗），滤干后，如浑浊可再过滤一次，将澄清滤液移入蒸发皿内。

（2）将蒸发皿置于沸水浴上蒸去乙醇至干，得到黄色油状物。

（3）冷却后，加入 5 ml 氯仿，搅拌使油状物完全溶解。

（4）在搅拌的同时慢慢加入 15 ml 丙酮，即可见卵磷脂析出，搅动使其尽量析出，将氯仿丙酮溶液倒掉，收集沉淀。

（二）卵磷脂的组成鉴定

1.水解及三甲胺的检验　取一支干燥的试管，加入提取的卵磷脂，并加入5 ml 20%氢氧化钠溶液，放入沸水浴中加热10分钟，在管口放一片红色石蕊试纸，观察颜色有无变化，并嗅其气味。用玻棒加以搅拌，使卵磷脂水解，冷却后供下面检查用。

2.不饱和性检验　取干净试管一支，加入10滴上述水解液，再加入1~2滴含10%溴的四氯化碳溶液，振摇试管，观察有何现象产生。

3.脂肪酸的检验　取水解液10滴，加1滴20%氢氧化钠溶液与5 ml水，以硝酸酸化后加入10%醋酸铅2滴，观察溶液的变化。

4.磷酸的检验　取干净试管一支，加入10滴上述水解液和5~10滴95%乙醇溶液，然后再加入5~10滴钼酸铵试剂，观察现象；最后将试管放入热水浴中加热5~10分钟，观察有何变化。

5.甘油的检验　取试管一支，加入1 ml 1%硫酸铜溶液（20滴）和2滴20%氢氧化钠溶液，振摇，有氢氧化铜沉淀生成，再加入1 ml水解液振摇，观察现象。

五、实训结果

六、思考题

1.各实验的现象及结论分别是什么？

2.实验中操作应注意哪些地方？

实训技能考核评价标准

测试项目	技能要求	分值
实训准备	着装整洁，卫生习惯好 实验内容、相关知识，正确选择所需的材料及设备	5
实训记录	正确、及时、真实记录实验的现象，不得存在虚假	10

续表

测试项目	技能要求	分值
实训操作	①正确称量，实验前做好所用实验器具的清洗，事先准备废液杯 ②按照实验步骤正确进行实验操作及仪器使用，按时完成	10
	卵磷脂的提取： ①鸡蛋研磨过滤正确 ②蒸发充分 ③溶解完全 ④卵凝脂析出完全 卵磷脂的组成鉴定： ①水解及三甲胺的检验正确 ②不饱和性检验正确 ③脂肪酸的检验正确 ④磷酸的检验正确	50
清场	按要求清洁仪器设备、实验台，摆放好所用药品	10
实训报告	实验报告工整，项目齐全，结论准确，并能针对结果进行分析讨论，一定要讨论清楚原因	15
合计		100

（刘　阳）

实训二十七 肝素钠的制备及效价的测定

一、实验目的

1. **掌握** 肝素钠的制备方法；大孔吸附树脂分离生物活性物质的原理及基本操作。
2. **熟悉** 肝素钠效价测定的原理和方法。

二、实验原理

肝素因其首先从肝脏发现而得名，其分子是由 α–D氨基葡萄糖（N–硫酸化，O–硫酸化或N–乙酰化）和O–硫酸化糖醛酸（α–L–艾杜糖醛酸或β–D–葡萄糖醛酸）交替连接形成的聚合物，分子量为3～50 KD，平均分子量为15 KD，呈强酸性。肝素为线性阴离子聚电解质，其水溶性强，结构式为：

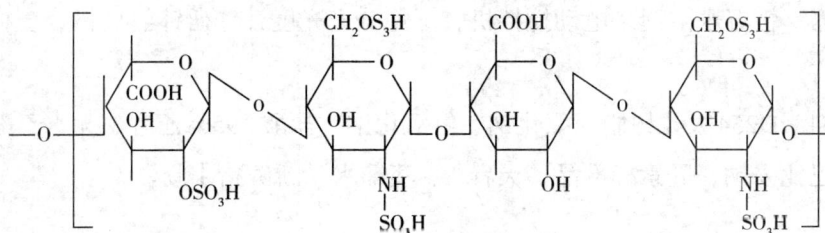

肝素在体内外均具良好的抗凝血、防止血栓形成功效，并可用于治疗某些免疫复合体疾病，临床上主要用于血栓栓塞性疾病、心肌梗死、心血管手术、心脏导管检查、体外循环、血液透析等。

肝素钠是肝素的钠盐，为硫酸氨基葡聚糖的钠盐，由动物结缔组织的肥大细胞产生，广泛存在于哺乳动物肠黏膜、肺和血管壁等组织中，是动物体内一种天然抗凝血物质。《中国药典》规定，肝素钠应从检疫合格的猪肠黏膜中提取。

在动物体内，肝素与蛋白质共价结合形成肝素–蛋白复合物。此复合物无抗凝活性，要显示其抗凝活性，可采用蛋白酶或者无机盐处理，除去结合的蛋白质。因此，制备肝素的一般步骤是首先利用碱性热水或沸水提取肝素–蛋白复合物，然后再利用蛋白水解酶或无机盐将共价键断裂解离。碱性条件下，解离的肝素以聚阴离子的形式存在，根据此特点可采用离子交换法对肝素进行分离。基于以上原理，形成了盐解－离子交换法和酶解－离子交换法两种制备肝素钠的方法。肝素与阴离子交换树脂反应式为：

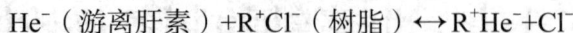

$$He^-（游离肝素）+R^+Cl^-（树脂）\leftrightarrow R^+He^-+Cl^-$$

由于肝素钠分子量大小不一致，不能单纯以重量单位准确表示其含量，须以效价单位"U"表示剂量。效价是指某种药物达到一定药理效应时所需的剂量，产生相同药理效应的药品剂量相比较时，所需的剂量越小，药物的效价就越高，反之效价就越低。

《中国药典》肝素钠的效价测定方法采用生物测定法，但其操作复杂，用时较长。在此，我们采用天青A比色法，此法操作简单，重复性好，适用于粗制品的快速测定。其原理为肝素钠具有强负电性，能与阳离子或正电荷的分子结合，形成复合物。天青A是一种碱性染料，其正电荷与肝素磺酸基、羧基等负电荷结合，生成肝素－天青A复合物即产生一种颜色反应，其颜色与原来不同。在pH 8.6条件下，肝素浓度与吸光度值符合朗伯－比尔定律，于505 nm处可进行比色测定，通过检查标准曲线，可获得肝素的效价。

三、仪器和材料

1. **仪器**　恒温水浴锅、电动搅拌机、可见分光光度计、研钵、玻棒、烧杯、量筒、布氏漏斗。

2. **材料**　D254大孔树脂、氯化钠、氢氧化钠、盐酸、95%乙醇、无水乙醇、丙酮、巴比妥、巴比妥钠、肝素标准品、天青A、蒸馏水、新鲜猪小肠。

四、操作步骤

（一）肝素钠的制备

1. **提取**　将肠黏膜50 g投入烧杯，加入4% NaCl溶液100 ml，以1.0 mol/L NaOH溶液调pH至9.0～9.2，水浴升温至50～55 ℃，搅拌提取30分钟；然后升温到96～98 ℃时，维持10分钟，冷却至60 ℃左右，调pH至略高于7.0，趁热用双层纱布过滤。

2. **吸附**　滤液冷却至50 ℃左右，以1.0 mol/L NaOH溶液调pH至8.0～9.0，按水解液5%～6%比例加入处理好的D254树脂，搅拌吸附2小时，静置30分钟，纱布过滤。吸附过程中pH维持在8.0～9.0。

3. **洗涤**　在树脂中加入等体积水漂洗数次，漂洗水澄清为止，然后用蒸馏水洗涤，纱布过滤。取80 ml 5% NaCl溶液，漂洗树脂两次，每次20分钟，纱布过滤。洗涤过程维持pH在8.0以上。

4.脱附　用pH 10.0的3.5 mol/L NaCl溶液50 ml，搅拌洗脱树脂30分钟，NaCl溶液用量与树脂量相等，纱布过滤，收集滤液。重复操作，减半NaCl溶液量再洗脱一次，合并两次滤液。

5.沉淀　用6.0 mol/L HCl调滤液pH至7.0～7.2，加入等体积95%乙醇，搅拌10分钟，静置12小时以上。

6.脱水干燥　吸去上层乙醇（可回收利用），取出沉淀物，于布氏漏斗中真空抽干，再依次用适量无水乙醇、丙酮淋泡并抽干，50～55℃烘干，得肝素钠粗品。

7.溶解、脱色　将肝素钠粗品用15倍的1% NaCl溶液溶解，以6 mol/L HCl调至1.5左右，过滤，收集上清液，用5 mol/L NaOH调pH至11左右，按3%用量加入H_2O_2（含量30%），25℃放置，开始时不断调节pH，使其维持在11。第2天再按1%量加入H_2O_2，调pH至11，静置，48小时后，过滤，收集滤液。

8.沉淀、干燥　滤液用6 mol/L HCl调pH至6.5，加入等量95%乙醇沉淀，过夜，次日吸去上层乙醇，沉淀用丙酮洗涤脱水，干燥，得肝素钠精品。

【操作注意事项】

（1）肠黏膜的质量好坏直接影响到产品的收率。若肠黏模被微生物污染，长时间保存会发酵产生肝素酶，分解肝素钠，影响收率。同时，腐败的肠黏膜还会阻塞树脂的孔道，减小树脂交换能力，甚至导致树脂"受有机物污染"，失去交换能力。所以，必须采用新鲜肠黏模制备肝素钠。

（2）在盐解时，加盐过多会使下一步交换吸附含量超过规定；加盐过少，则会造成肝素和蛋白质分离不完全，因此，NaCl的量需严格控制。

（3）碱性过强会破坏肝素，使其降解，收率下降。同时还能增大蛋白质溶解度，造成过滤困难；碱性不足又易造成提取液偏酸性。而且在高温下，肝素会被迅速破坏，升温过急会使蛋白质早凝固，影响肝素的分解和溶出。因此，加热前pH为9.0～9.2。

（4）处理D254树脂。在柱中加入1/3体积的水，转移树脂至柱中，再用70%乙醇处理，体积为2倍树脂量，用水冲洗至无醇味即可进行使用。树脂吸附时搅拌应缓慢，太快可能造成树脂颗粒破损。

（5）乙醇沉淀时，必须在搅拌的同时逐渐加入乙醇，以免乙醇局部浓度突然增高，且最好采用预冷过的乙醇，否则可能会使肝素钠的部分空间构象受到破坏，从而降低活性。

（二）肝素钠的效价测定

1. **pH 8.6巴比妥缓冲液**　取巴比妥5.52 g与巴比妥钠30.9 g，加水使溶解成2 L，即得。冰箱保存待用。

2. **肝素标准液**　准确称取一定量的肝素标准品，用蒸馏水配成100 U/ml，冰箱保存。测定时，取2.5 ml稀释至250 ml，浓度即为1 U/ml。

3. **天青A溶液**　称取0.5 g天青A，先以少量纯化水完全溶解，再用纯化水定容到500 ml，冰箱保存。临用前取5 ml上述溶液，加纯化水稀释至25 ml，混匀。

4. **标准曲线的制作**　取6支10 ml的试管，编号后按下表（表1）依次加样。加完试剂后均立即摇匀，以0号管做空白对照，于505 nm测定吸光度A505。以肝素钠效价为横坐标，吸光度为纵坐标，绘制标准曲线。

表1　肝素钠标准曲线

试管编号	0	1	2	3	4	5
肝素标准液	0	0.2	0.4	0.6	0.8	1.2
蒸馏水	2	1.8	0.6	1.4	1.2	0.8
巴比妥缓冲液	2	2	2	2	2	2
天青A溶液	0.5	0.5	0.5	0.5	0.5	0.5
A505						

5. **样品测定**　精确称取待测样品约10 mg，先以少量纯化水使其完全溶解，再加纯化水稀释使成1 mg/ml的溶液。取2.5 ml上述溶液，加纯化水稀释至250 ml，混匀，使成1 mg/100 ml的测定液。吸取1.2 ml测定液，加水至2 ml，依次加入巴比妥缓冲液2 ml、天青A溶液0.5 ml，摇匀后，于分光光度计上测定A505。

从绘制的标准曲线上查出相应的效价，并按下式计算样品的效价。

$$样品的效价 = \frac{P_1 \times V}{V_1 \times S_w}$$

P_1——待测样品A505在标准曲线上所对应的效价单位数

V——待测样品总体积（ml）

V_1——测定时所用待测液体积（ml）

S_w——待测样品称取量（mg）

【操作注意事项】

（1）pH 8.6巴比妥缓冲液和天青A溶液属于低温试剂，均应置于冰箱保存，且避免反复冻融。

（2）肝素标准液和肝素样品应及时测定，如不能及时测定，应置于冰箱2～8 ℃保存，3天内稳定。

（3）如果样品浓度过高，应用纯化水稀释后重测，结果乘以稀释倍数。

五、实训结果

1. 肝素钠应为白色或类白色的粉末。
2. 总收率可达20000 U/kg肠黏膜 。

六、思考题

1. 离子交换法提取肝素钠的原理是什么？
2. 精制肝素钠时加入过氧化氢的作用是什么？
3. 肝素钠的测定原理和方法是什么？

实训技能考核评价标准

测试项目	技能要求	分值
实训准备	着装整洁，卫生习惯好 实验内容、相关知识，正确选择所需的材料及设备	5
实训记录	正确、及时、真实记录实验的现象，不得存在虚假	10
实训操作	①正确称量，实验前做好所用实验器具的清洗，事先准备废液杯 ②按照实验步骤正确进行实验操作及仪器使用，按时完成	10
	肝素钠的制备： ①实验步骤正确，温度pH、时间控制得当 ②树脂预处理、装柱、吸附、洗脱操作正确 ③肝素钠为白色或类白色的粉末；产品收率高，效价高 肝素钠的效价测定： ①各供试品和溶液配液操作正确 ②分光光度计使用方法正确 ③实验结果准确，计算正确	50

续表

测试项目	技能要求	分值
清场	按要求清洁仪器设备、实验台，摆放好所用药品	10
实训报告	实验报告工整，项目齐全，结论准确，并能针对结果进行分析讨论，一定要讨论清楚原因	15
合计		100

（林凤云　向小洪）

实训二十八　免疫球蛋白粗品的制备及含量测定

一、实训目的

掌握　制备血清IgG的基本操作方法；紫外分光光度计使用方法；分级盐析法的原理。

二、实训原理

IgG是免疫球蛋白（immunoglobulin，简称Ig）的主要成分之一，相对分子质量为150000~160000。IgG也是人和动物血浆蛋白的重要组分之一。血浆中的蛋白质有70多种，通过控制硫酸铵的浓度，能使血浆中的各个成分分步析出，从而使IgG得到初步纯化。

分级盐析法　离子在蛋白质溶液中可与蛋白质竞争水分子，从而破坏蛋白质表面的水化膜，降低其溶解度，使之从溶液中沉淀出来。不同蛋白质的溶解度不同，因而可利用不同浓度的盐溶液来沉淀不同的蛋白质。盐浓度通常用饱和度来表示。硫酸铵因其溶解度大、温度系数小和不易使蛋白质变性等特点而被最广应用。

三、仪器与材料

1.仪器　烧杯、量筒、玻璃棒、电炉、高速离心机、紫外分光光度计、酸度计。

2.材料　血清、生理盐水、IgG标准品、饱和硫酸铵溶液。

饱和硫酸铵溶液的制备：称取800 g（NH_4）$_2SO_4$，加蒸馏水1000 ml，不断搅拌下加热至50~60 ℃，保持30分钟，趁热过滤，滤液在室温中过夜，有结晶析出，即达到100%饱和度，最后用浓氨水调节pH至7.0。

四、实训过程

（一）盐析

（1）10 ml血清，加入10 ml生理盐水，配制成20 ml稀释液（以减少共沉淀）。

（2）在稀释液中逐滴加入饱和硫酸铵溶液20 ml，边加边搅拌，使硫酸铵饱和度为50%，室温放置1小时。

（3）3000 r/min离心30分钟，弃去上清液。

（4）用20 ml生理盐水溶解沉淀，然后逐滴加入中性饱和硫酸铵溶液10 ml，边加边搅拌，使硫酸铵饱和度为33%，室温放置1小时。

（5）3000 r/min离心30分钟，弃上清液，沉淀即为IgG粗制品。

（二）IgG粗制品含量的测定

（1）取上述IgG粗制品，加5 ml生理盐水溶解。

（2）紫外分光光度计上测A280。

（3）按公式计算IgG含量：

$$c=A/E$$

式中，c为IgG的浓度；A为测得的A280；E为浓度1%的IgG在280 nm处测得的光吸收值，值为13。

五、实训结果

计算IgG的含量。

六、思考题

1.影响IgG得率的因素有哪些？

2.分级盐析法的原理是什么？

实训技能考核评价标准

测试项目	技能要求	分值
实训准备	着装整洁，卫生习惯好 实验内容、相关知识，正确选择所需的材料及设备	5
实训记录	正确、及时、真实记录实验的现象，不得存在虚假	10

续表

测试项目	技能要求	分值
实训操作	①实验前做好所用实验器具的清洗，事先准备废液杯 ②按照实验步骤正确进行实验操作及仪器使用，按时完成	10
	盐析： ①正确配制血清稀释液 ②两次加入饱和硫酸铵时，注意硫酸铵不同的饱和度 ③加入硫酸铵时需边加边搅拌 IgG粗制品含量的测定： ①正确使用分光光度计测定溶液的吸光度值 ②正确计算IgG含量 实训结果（24 h后观察）： ①正确计算IgG得率	50
清场	按要求清洁仪器设备、实验台，摆放好所用药品	10
实训报告	实验报告工整，项目齐全，结论准确，并能针对结果进行分析讨论，一定要讨论清楚原因	15
合计		100

（刘　巧）

实训二十九　青霉素的提取

一、实训目的

1. **掌握**　碘量法测定青霉素效价的原理和方法。
2. **熟悉**　青霉素的结构和理化性质；萃取原理与操作。

二、实训原理

β-内酰胺类抗生素是分子中含有 β-内酰胺环的一类天然和半合成抗生素的总称，青霉素属于 β-内酰胺类抗生素。青霉素的基本结构是由 β-内酰胺环和噻唑烷环骈联组成的 N-酰基-6-氨基青霉烷酸。

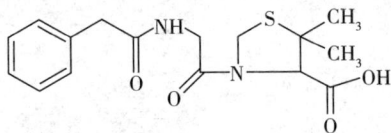

青霉素是抗生素工业的首要产品，透过生产菌的发酵制备。青霉素主要是通过抑制细菌细胞壁的合成起到杀菌作用。临床应用于控制敏感金黄色葡萄球菌、链球菌、肺炎双球菌、淋球菌、脑膜炎双球菌、螺旋体等引起的感染，对大多数革兰阳性菌（如金黄色葡萄球菌）和某些革兰阴性细菌及螺旋体有抗菌作用。

青霉素以游离酸或成盐状态存在时，在水及水不互溶的溶媒中溶解度不同，在一定温度下达到平衡时，青霉素在两相间浓度的关系服从分配定律。青霉素在酸性条件下转入溶媒相，在碱性条件下以盐的状态反萃取到水相。经过第二次转入溶媒相后，掺入醋酸钾，获得青霉素钾盐结晶。

三、仪器与材料

1. **仪器**　滤纸、pH试纸（0.5~4.5）、5 ml EP管、酒精灯、离心机、酒精棉、安瓿管、标签、移液枪、普通棉、恒温水浴锅、分液漏斗、玻璃漏斗、碘量瓶、量筒、三角瓶、烧杯、酸式滴定管、移液管、滴管、玻璃棒、洗耳球、铁架台等。

2.材料 注射用80万单位青霉素钠、硫酸、碳酸氢钠、醋酸钾、乙醇、0.005 mol/L 碘标准溶液、0.01 mol/L Na_2SO_3 溶液、0.5%淀粉指示剂、6%硫酸、2%碳酸氢钠、50%醋酸钾乙醇溶液、醋酸丁酯。

四、实训过程

（一）溶液的配制与标定

1. 0.01 mol/L 硫代硫酸钠标准溶液的配制与标定

（1）配制　称取硫代硫酸钠（ $Na_2SO_3 \cdot 5H_2O$ ）26 g与Na_2CO_3 0.2 g，加新煮沸过的冷蒸馏水适量，溶解，定容到1000 ml，放置5~7天。

以上溶液稀释10倍，即为0.01 mol/L硫代硫酸钠溶液，待标定后使用。

（2）标定　准确称取碘酸钾（经105 ℃烘干4小时）0.08917 g，加适量蒸馏水溶解，稀释至250 ml，即为0.005 mol/L碘酸钾标准溶液。

准确吸取0.005 mol/L碘酸钾标准溶液10 ml于碘量瓶中，加入5%碘化钾溶液10 ml和3 mol/L硫酸5 ml，加塞放置2分钟，加蒸馏水20 ml，以硫代硫酸钠溶液滴定至淡黄色，加0.5%淀粉指示剂1 ml，继续滴定至蓝色消失。

$$c(Na_2S_2O_3) = \frac{0.01 \times 10}{V(Na_2S_2O_3)}$$

2. 0.05 mol/L 碘标准溶液的配制与标定

（1）配制　称取碘13 g及碘化钾30 g于研钵中研细，加50 ml蒸馏水溶解，再加盐酸3滴，用蒸馏水稀释至1000 ml，即为0.05 mol/L碘溶液。

将以上碘溶液稀释10倍后，即为0.01 N碘溶液。

（2）标定　准确吸取稀释10倍后的碘溶液20 ml于三角瓶中，用0.01 mol/L硫代硫酸钠标准溶液滴定至淡黄色，加0.5%淀粉指示剂1 ml，继续滴定至蓝色消失。

$$c(I_2) = \frac{C(Na_2S_2O_3) \times V(Na_2S_2O_3)}{20}$$

3. 1 mol/L 盐酸溶液　准确吸取浓盐酸83.4 ml，用蒸馏水稀释至1000 ml，用标准碱液滴定，酚酞为指示剂，其浓度在0.99~1.01 mol/L之间，即可使用，否则进行调节。

4. 1 mol/L 氢氧化钠溶液　称取氢氧化钠40 g，溶解于1000 ml蒸馏水中，标定其

浓度在 0.99 ~ 1.01 mol/L 之间，即可使用，否则进行调节。

5. 0.5%淀粉指示剂 称取可溶性淀粉 5 g，用适量蒸馏水搅匀，然后倒入煮沸的蒸馏水中，搅拌煮沸 2 分钟，加入蒸馏水，使总体积为 1000 ml，冷却后备用。

6. pH 4.5乙酸缓冲液 称取乙酸钠（$NaAc \cdot 3H_2O$）18 g，加乙酸 9.8 ml，再加蒸馏水稀释至 1000 ml。

（二）青霉素提取、精制

（1）将 1 瓶青霉素成品用 80 ml 蒸馏水溶解，取出一定量溶液做效价测定，剩余部分用 6% 硫酸调 pH 至 1.9，然后倒入分液漏斗中。

（2）于分液漏斗中加入 30 ml 醋酸丁酯，振摇 20 分钟，静置 10 ~ 15 分钟，分出水相并立即做效价测定。

（3）于酯相中加入 2% 碳酸氢钠 35 ml。振摇 20 分钟，静置 10 ~ 15 分钟，分出水层，测定效价，弃去酯相层。

（4）用 6% 硫酸将水相 pH 调至 1.9，于水相中加入 25 ml 醋酸丁酯，振摇 20 分钟，静置分层后，弃去水相。

（5）于酯相中加入少量无水硫酸钠，振摇片刻，过滤。

（6）滤液中加入 50% 醋酸钾乙醇溶液 1 ml，在 36 ℃ 水浴中搅拌 10 分钟，析出青霉素钾盐。

（三）青霉素效价测定

（1）原理 青霉素在碱性条件下，水解生成青霉噻唑酸，后者可与碘发生定量反应。在 pH 4.5，每一分子青霉噻唑酸消耗 8 个碘原子，过量的碘用硫代硫酸钠标准溶液滴定，即可计算出青霉素的效价。

（2）样品测定 将样品溶液按估计效价用蒸馏水稀释至 1000 U/ml，准确吸取稀释液 5 ml 于 250 ml 碘量瓶中，加入 1 mol/L NaOH 1 ml，于室温放置 20 分钟，然后依次加入 1 mol/L HCl 1 ml、pH 4.5 醋酸缓冲液 5 ml 和 0.005 mol/L 碘标准溶液 20 ml，于暗处放置 20 分钟，加 0.5% 淀粉指示剂约 1 ml，用 0.01 mol/L 硫代硫酸钠标准溶液滴定至蓝色消失。

空白滴定取稀释液 5 ml 于 250 ml 碘量瓶中，依次加入 1 ml，pH 4.5 醋酸缓冲液 5 ml，0.005 mol/L 碘标准溶液 20 ml，于暗处放置 20 分钟，加 0.5% 淀粉指示剂约 1 ml，用 0.01 mol/L 硫代硫酸钠标准溶液滴定至蓝色消失。

$$青霉素效价（U/ml）= \frac{(V_空 - V_开) c \times 1667}{2.25 \times 5 \times 0.01} \times 稀释倍数$$

式中

$V_空$——空白消耗硫代硫酸钠标准溶液的毫升数；

$V_样$——样品消耗硫代硫酸钠标准溶液的毫升数；

c——硫代硫酸钠标准溶液的浓度，mol/L；

2.25——每毫克青霉素 G 相当于 0.005 mol/L 碘标准溶液的体积，ml；

5——取样体积，ml。

（3）分别算出上述操作步骤中各步测定的青霉素效价，计算萃取率：

$$萃取率 = \frac{萃取前青霉素效价 - 萃取后青霉素效价}{萃取前青霉素效价}$$

五、实训结果

六、思考题

1.萃取时需注意什么？

2.废液如何处理？

实训技能考核评价标准

测试项目	技能要求	分值
实训准备	着装整洁，卫生习惯好 实验内容、相关知识，正确选择所需的材料及设备	5
实训记录	正确、及时、真实记录实验的现象，不得存在虚假	10

续表

测试项目	技能要求	分值
实训操作	①正确称量，实验前做好所用实验器具的清洗，事先准备好废液杯 ②按照实验步骤正确进行实验操作及仪器使用，按时完成	10
	青霉素提取、精制： ①顺序正确 ②试剂选择正确	50
	效价测定： ①效价测定的方法选择正确 ②标准曲线的测定正确	
清场	按要求清洁仪器设备、实验台，摆放好所用药品	10
实训报告	实验报告工整，项目齐全，结论准确，并能针对结果进行分析讨论，一定要讨论清楚原因	15
合计		100

（李翠芳　张天竹）

实训三十 青霉素仿真实训

一、实训目的

1.掌握 青霉素的定义、分类和命名。

2.熟悉 青霉素的结构特点、理化性质及作用机理；青霉素的发酵生产。

二、实训原理

1928年，英国细菌学家Fleming发现，污染在培养葡萄球菌的双碟上的一株真菌能杀死周围的葡萄球菌。他将此真菌分离纯化，得到的菌株经鉴定为点青霉，并将该菌所产生的抗生物质命名为青霉素。

1940年，英国Florey和Chain进一步研究此菌，并从培养液中制出了干燥的青霉素制品。经实验和临床试验证明，青霉素毒性很小，并对革兰阳性菌所引起的许多疾病有卓越的疗效。

青霉素是6-氨基青霉烷酸（6-aminopenicillanic acid，6-APA）苯乙酰衍生物。因侧链基团不同，而形成不同的青霉素，主要是青霉素G。工业上应用的有青霉素钠、青霉素钾、普鲁卡因青霉素、二苄基乙二胺青霉素。青霉素发酵液中含有5种以上天然青霉素（如青霉素F、青霉素G、青霉素X、青霉素K、青霉素F和青霉素V等），它们的差别仅在于侧链R基团的结构不同，其中青霉素G在医疗中用得最多，它的钠盐或钾盐为治疗革兰阳性菌的首选药物，对革兰阴性菌也有强大的抑制作用。

青霉是产生青霉素的重要菌种。广泛分布于空气、土壤和各种物上，常生长在腐烂的柑橘皮上，呈青绿色。目前已发现几百种，其中产黄青霉（Penicillum chrysogenum）、点青霉（Penicillum notatum）等都能大量产生青霉素。青霉素的发现和大规模地生产、应用，为抗生素工业的发展起了巨大的推动作用。除此之外，由于其他抗生素（如磺胺类药物）的广泛使用，人类的平均寿命被延长了四岁。此外，有的青霉菌还用于生产灰黄霉素、磷酸二酯酶和纤维素酶等酶制剂及有机酸。

本实训内容是抗生素类药物的生产，旨在引导学生进行抗生素生产前掌握一些必备的基础知识，包括青霉素、红霉素和链霉素的基本知识。本实训任务是青霉素的发酵生产，通过青霉素发酵的整个生产工艺流程来训练学生对发酵工程的掌握，针对的培训工种为菌种培育工、微生物发酵工、微生物发酵灭菌工、发酵液提取工、微生物发酵药品精制工及抗生素酶裂解工。

三、仪器与材料

计算机室、青霉素生产仿真操作软件。

四、实训过程

发酵工艺

（一）正常发酵（过程）

（1）进料（基质），开备料泵。

（2）开备料阀。

（3）备料后（罐重100000 kg）关备料阀。

（4）关备料泵。

（5）开搅拌器。

（6）设置搅拌转速为200转/分。

（7）开通风阀。

（8）开排气阀。

（9）投加菌种。

（10）补糖，开补糖阀。

（11）补氮，开加硫铵阀。

（12）开冷却水，维持温度在25 ℃。

（13）pH值保持在一定范围内。

（14）前体超过1 kg/M3（扣分步骤，出现则扣分）。

（二）出料

（1）停止进空气。

（2）停止搅拌。

（3）关闭所有进料阀，开阀出料。

（三）发酵过程中pH值低

（1）开大氨水流量。

（2）监测pH值指标。

（3）调节pH值。

（四）发酵过程中pH值高

（1）关闭进氨水阀。

（2）开大补糖阀。

（3）调节pH值。

（五）发酵过程中溶解氧低

（1）开大进空气阀V02。

（2）调节溶解氧大于30%。

（六）残糖浓度低

开加糖阀补糖。

（七）发酵过程中温度高

（1）开通冷却水进水冷却。

（2）监测温度指标。

（八）泡沫高

添加消泡剂，泡沫高度降低到30 cm。

提取工艺

（一）预处理操作

（1）打开阀V14，加发酵液。

（2）待加料至5000 kg时，关闭阀V14。

（3）打开预处理罐搅拌器。

（4）打开阀V13，加黄血盐，去除铁离子。

（5）观察铁离子浓度变化，待铁离子浓度为零时，关闭阀V13。

（6）打开阀V12，加磷酸盐，去除镁离子。

（7）观察镁离子浓度变化，镁离子浓度为零时，关闭阀V12。

（8）打开阀V11，加絮凝剂，去除蛋白质。

（9）观察蛋白质浓度变化，蛋白质浓度为零时，关闭阀V11。

（10）打开阀V16、阀V17及泵P5，同时打开转筒过滤器开关及后阀V18。

（11）待发酵液经过滤排至混合罐B101后，关闭阀V16、阀V17、泵P5以及转筒过滤器开关及后阀V18。

（12）停止预处理罐搅拌器。

（二）一次BA萃取操作

（1）打开混合罐B101搅拌器。

（2）打开阀V19，加BA（醋酸丁酯）质量为发酵液的1/4~1/3倍。

（3）关闭阀V19。

（4）打开阀V22，加稀硫酸调节pH值。

（5）待pH值调节至2~3时，关闭阀V22。

（6）打开阀V21，加破乳剂。

（7）加破乳剂量为100 kg时，关闭阀V21。

（8）打开阀V23、V24及泵P6，向分离机注液。

（9）待分离机中有液位时，迅速打开A101开关。

（10）打开萃余相回收阀V26，调节V26阀门开度，控制重相液位在总液位的80%左右，使轻相液能充分的溢流至B102。

（11）待混合罐B101液体排空后，关闭阀V23、V24及泵P6。

（12）停止混合罐B101搅拌器。

（13）待分离机A101中液体排尽后，关闭阀V26。

（14）关闭分离机A101开关。

（三）一次反萃取操作

（1）打开混合罐B102搅拌器。

（2）打开阀V28，加碳酸氢钠溶液，质量为青霉素溶液的3~4倍，并调节pH值为7~8。

（3）待pH值调节至7~8时，关闭阀V28。

（4）打开阀V29、阀V30及泵P7，向分离机A102注液。

（5）待分离机A102中有液位时，迅速打开A102开关。

（6）打开萃余相回收阀V32，调节阀V32阀门开度，控制重相液位在总液位的

80%左右，轻相液能充分的溢流出。

（7）待混合罐B102液体排空后，关闭阀V29、阀V30及泵P7。

（8）停止混合罐B102搅拌器。

（9）待分离机中剩余少许重液时，关闭阀V32，防止轻液流入混合罐B103中。

（10）关闭分离机A102开关

（四）二次BA萃取操作

（1）打开混合罐B103搅拌器。

（2）打开阀V33，加BA（醋酸丁酯）质量为发酵液的1/4~1/3倍。

（3）关闭阀V33。

（4）打开阀V35，加稀硫酸调节pH值。

（5）待pH值调节至2~3时，关闭阀V35。

（6）打开阀V36、阀V37及泵P8。

（7）待分离机中有液位时，迅速打开A103开关。

（8）打开萃余相回收阀V39，调节阀V39阀门开度，控制重相液位在总液位的80%左右，使轻相液能充分的溢流至脱色罐中。

（9）待混合罐B103液体排空后，关闭阀V36、阀V37及泵P8。

（10）停止混合罐B103搅拌器。

（11）待分离机A103中液体排尽后，关闭阀V39。

（12）关闭分离机A103开关。

（五）脱色罐操作

（1）打开活性炭进料阀。

（2）选择进料量，进料25 kg。

（3）进料。

（4）关闭进料阀。

（5）打开脱色罐搅拌器，并设定搅拌时间为10分钟。

（6）搅拌10分钟后，打开阀V41、阀V42及泵P9，将青霉素溶液经过滤器排至结晶罐。

（7）待脱色罐液体排空后，关闭阀V41、阀V42及泵P9。

（8）停止脱色罐搅拌器。

（六）结晶罐及抽滤、干燥操作

（1）启动结晶罐搅拌器。

（2）打开阀V43，向结晶罐中加入醋酸钠–乙醇溶液。

（3）观察青霉素浓度，待青霉素刚好反应完时，关闭阀V43。

（4）打开冷却水阀V44及VD10，控制结晶罐温度在5℃以下，并输入保持时间，保持10分钟。

（5）打开阀V45、阀V46及泵P10，将结晶液排至真空抽滤机进行抽滤。

（6）待真空抽滤机中上层液位达到50%左右后，迅速打开真空阀V47，进行抽滤。

（7）同时打开V48，回收母液。

（8）待结晶罐中液体排空后，关闭阀V45、V46及泵P10。

（9）停止结晶罐搅拌器。

（10）抽滤完成后，关闭真空阀V47。

（11）待母液全部回收后，关闭阀V48。

（12）点击"移出晶体"按钮，将抽滤后的晶体移入洗涤罐。

（13）打开阀V49，加丁醇进行洗涤。

（14）待丁醇加入量为500 kg时，关闭阀V49。

（15）启动洗涤罐搅拌器，并设定时间为8分钟。

（16）停止洗涤罐搅拌器。并设定时间，保持10分钟。

（17）打开阀V50，排出废洗液。

（18）待废洗液排尽后，关闭阀V50。

（19）点击"移出晶体"，将洗涤后的晶体移至真空干燥机。

（20）启动干燥机，进行干燥，并设定时间为20分钟。

（21）关闭干燥机开关，停止干燥。

附图：

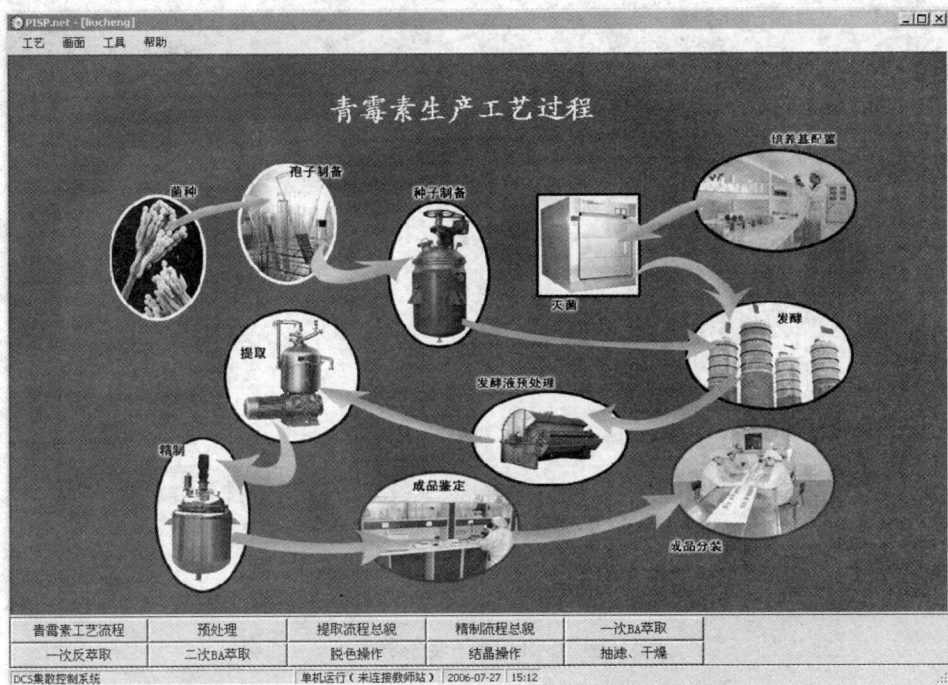

图30-1　青霉素工艺流程界面

图30-2　菌种介绍界面

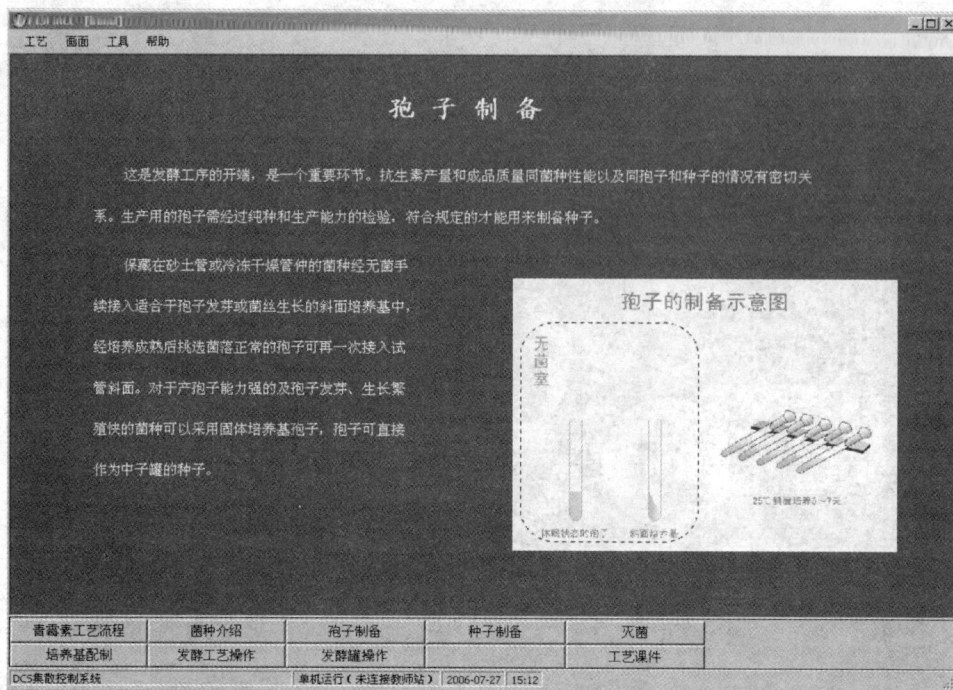

图30-3 孢子制备界面

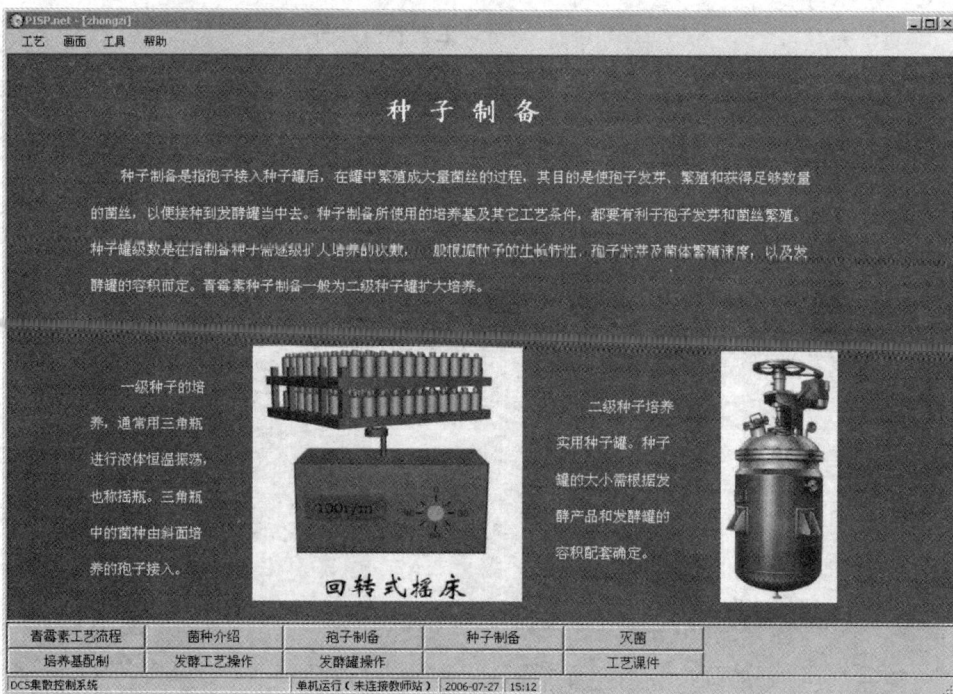

图30-4 种子制备界面

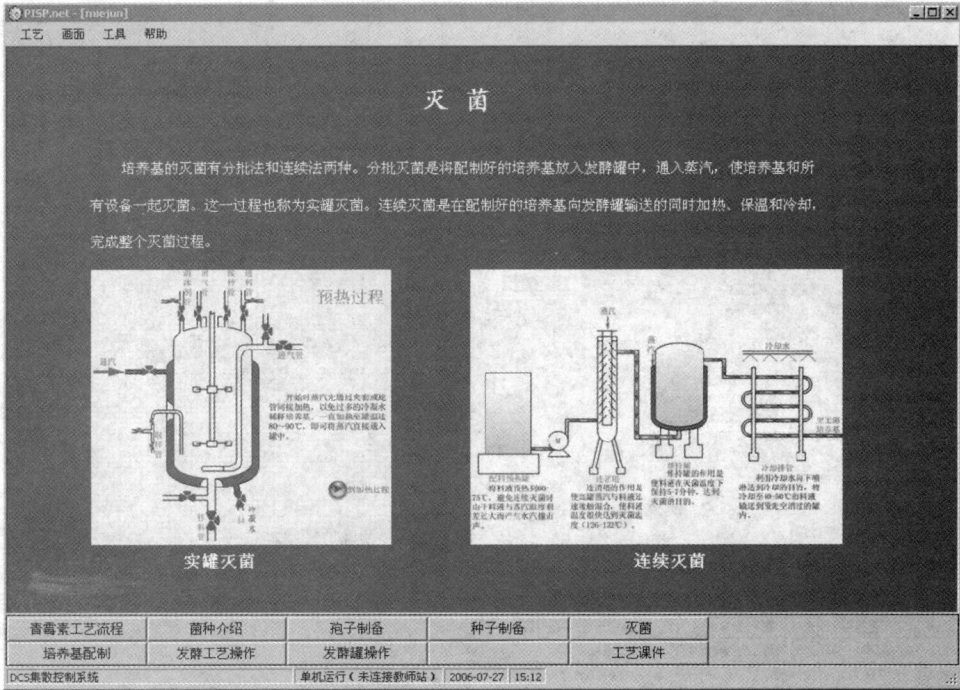

图30-5 灭菌界面

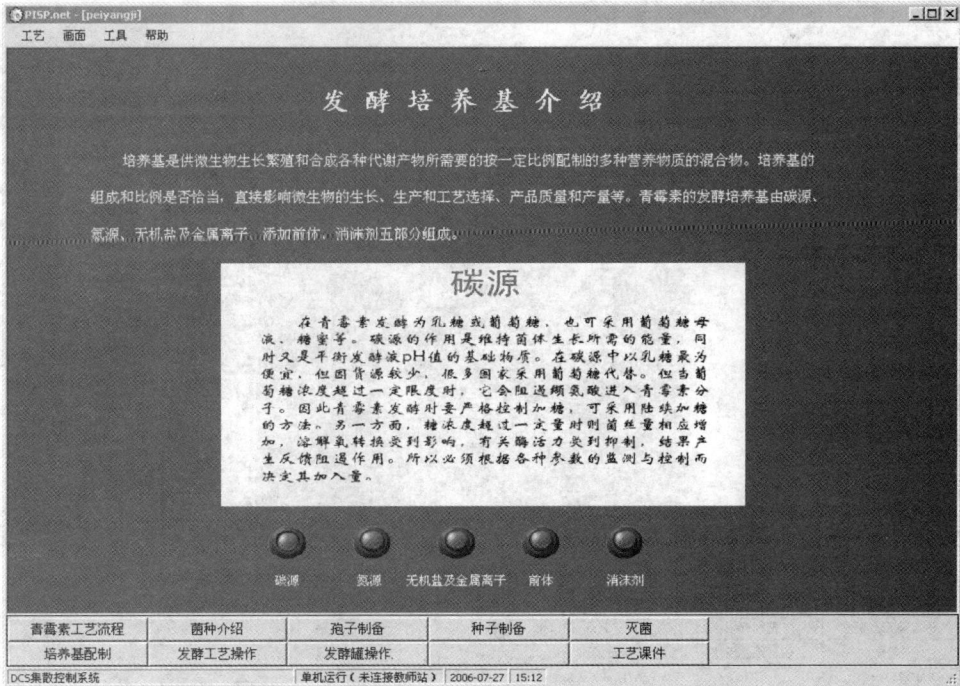

图30-6 培养基制备界面

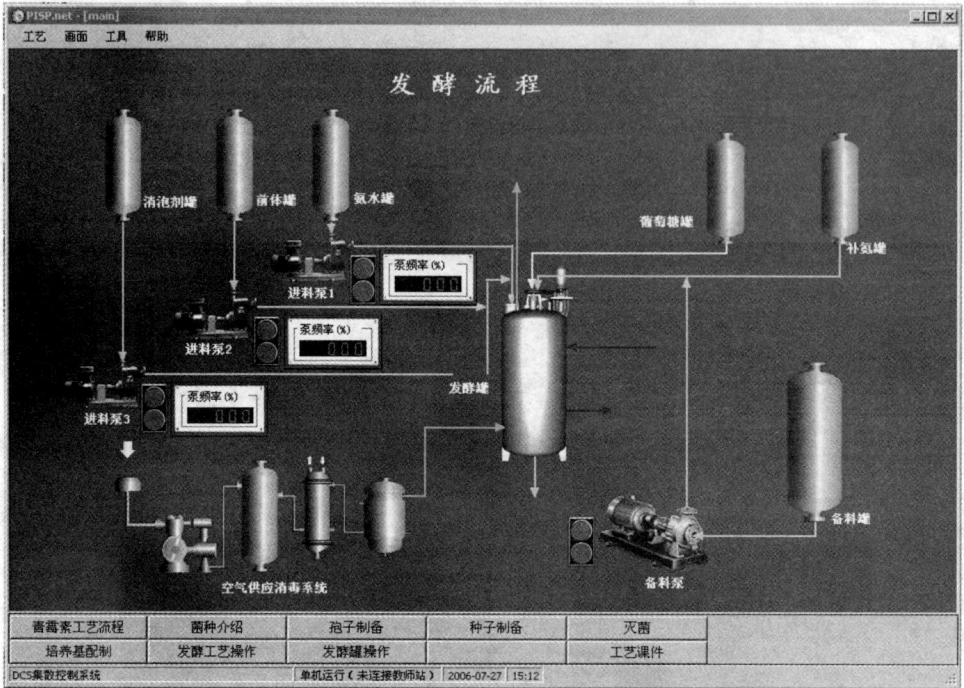

图30-7　发酵工艺操作界面

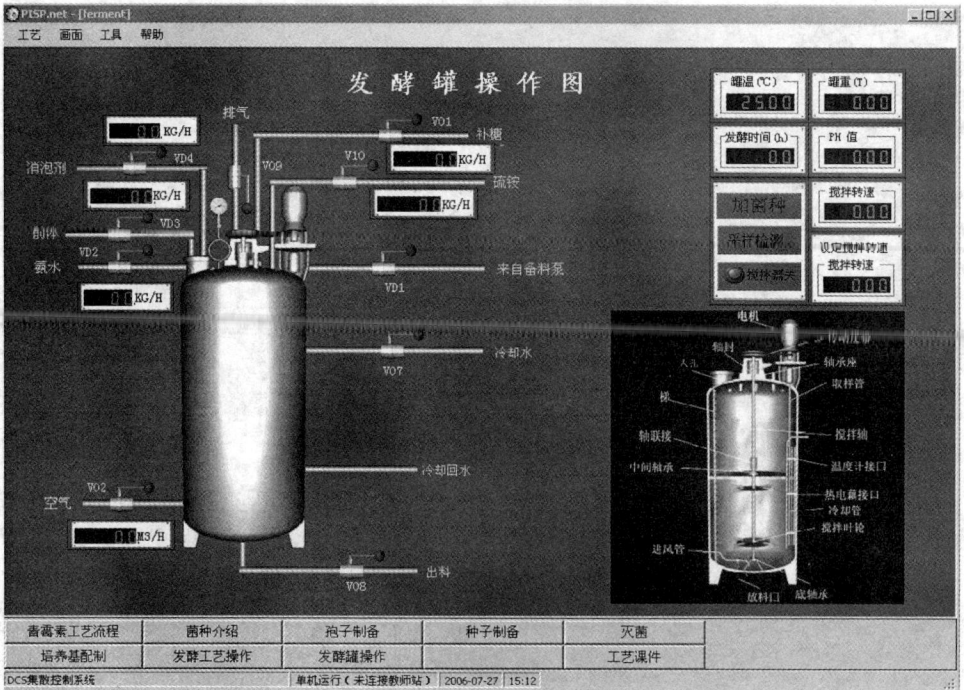

图30-8　发酵罐操作界面

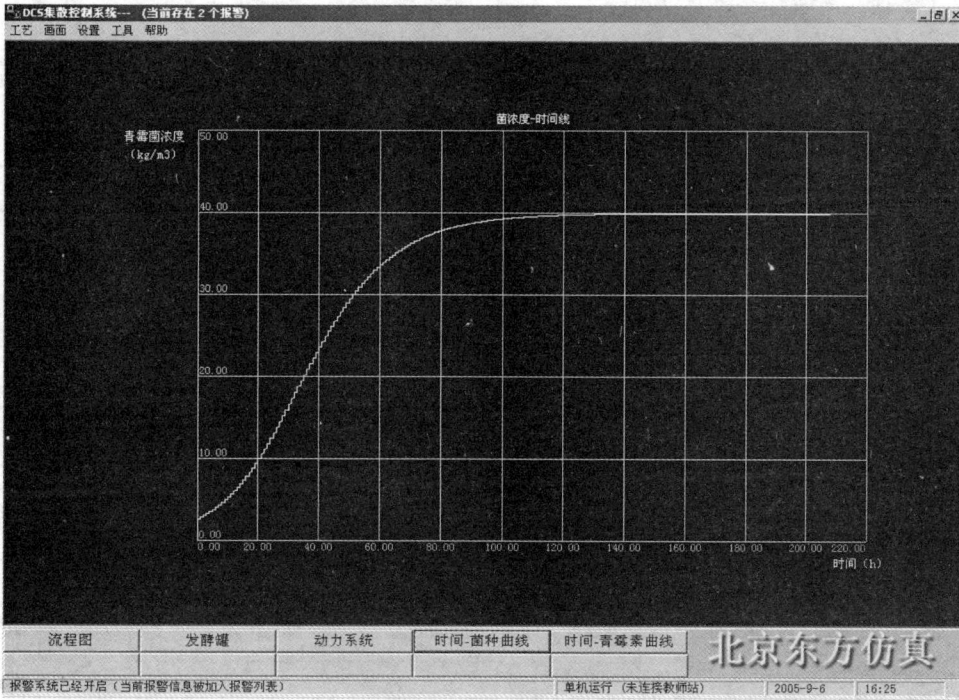

图30-9 菌种曲线界面

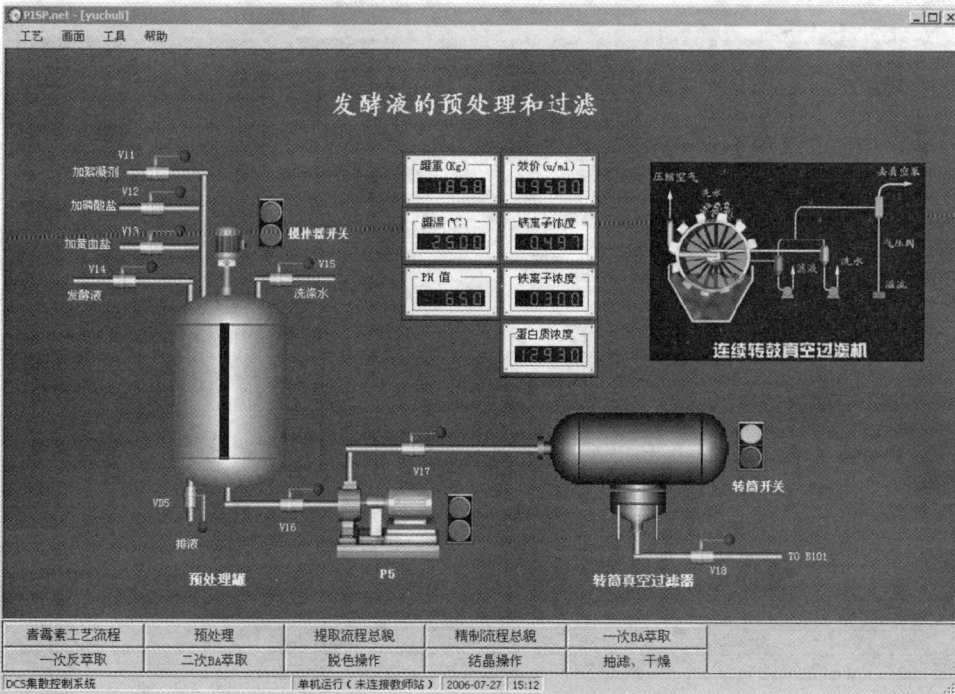

图30-10 预处理界面

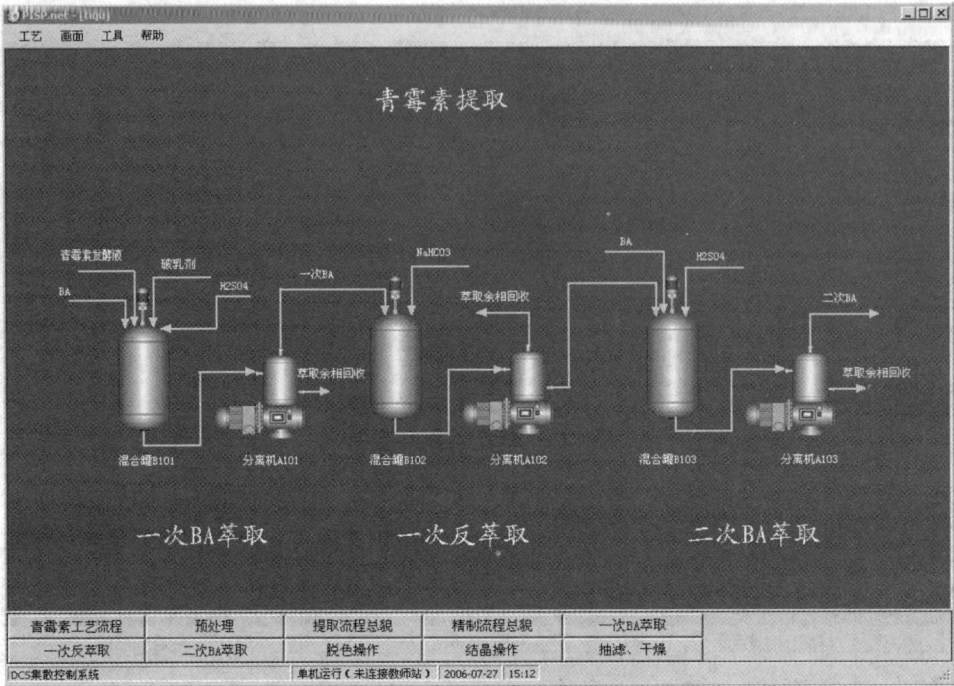

图30-11　提取流程总貌

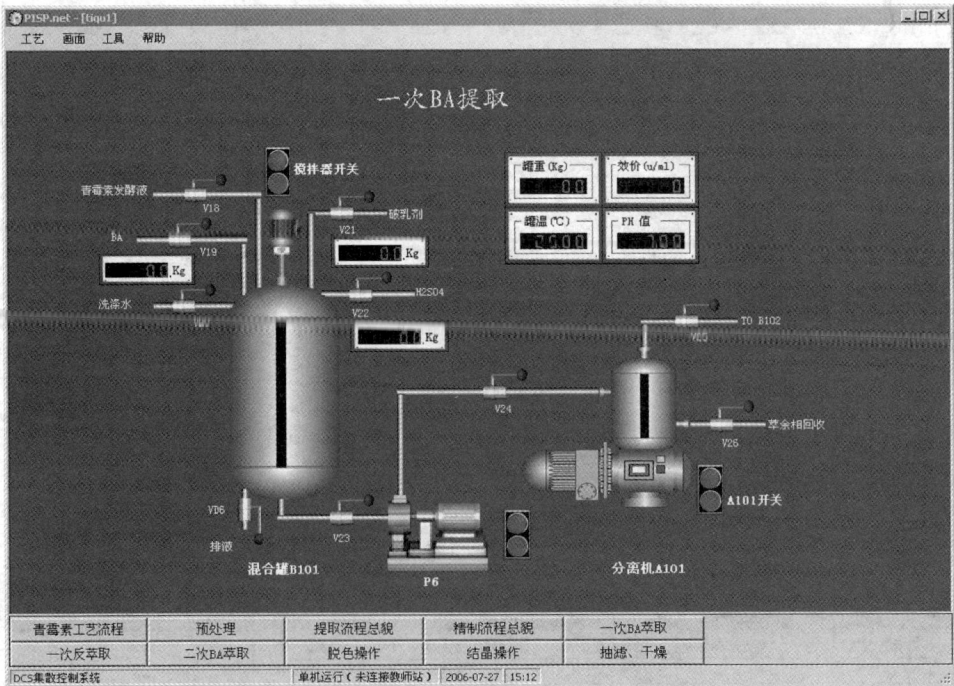

图30-12　一次BA萃取界面

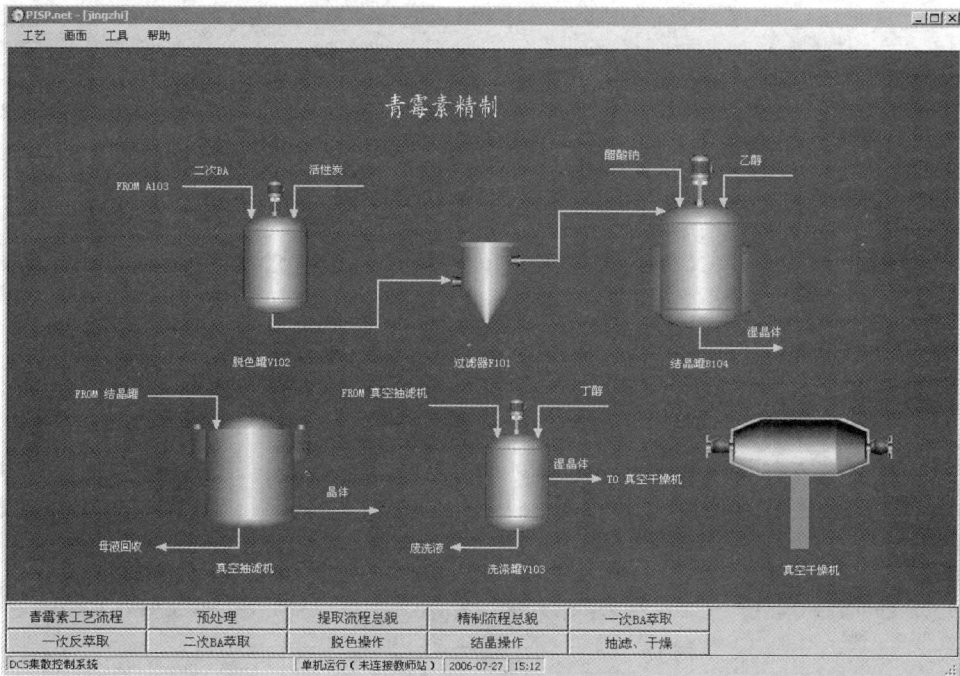

图30-13　精制流程总貌

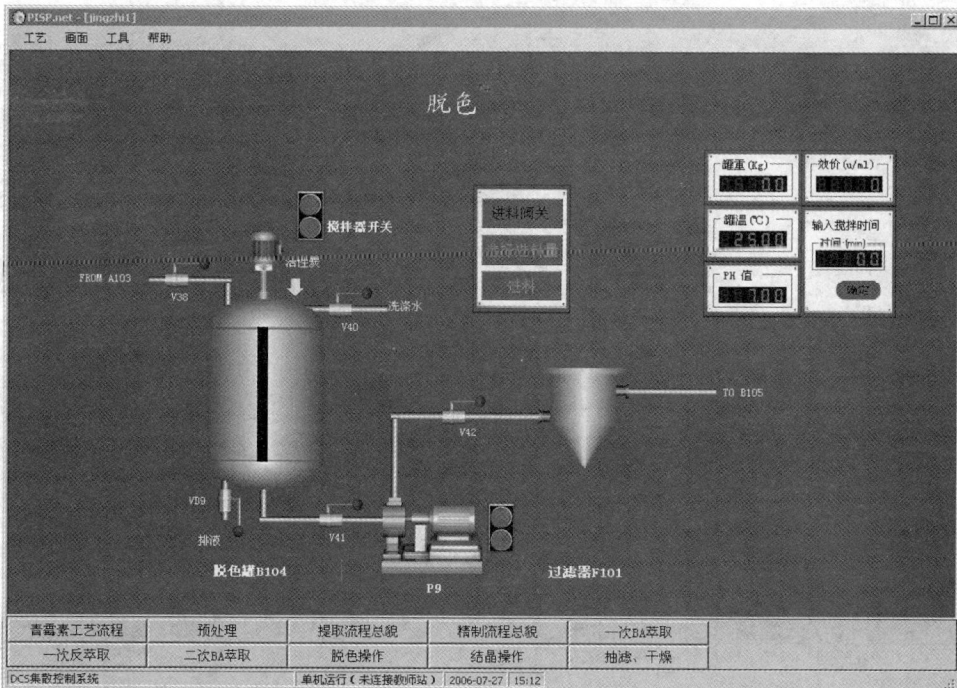

图30-14　脱色操作界面

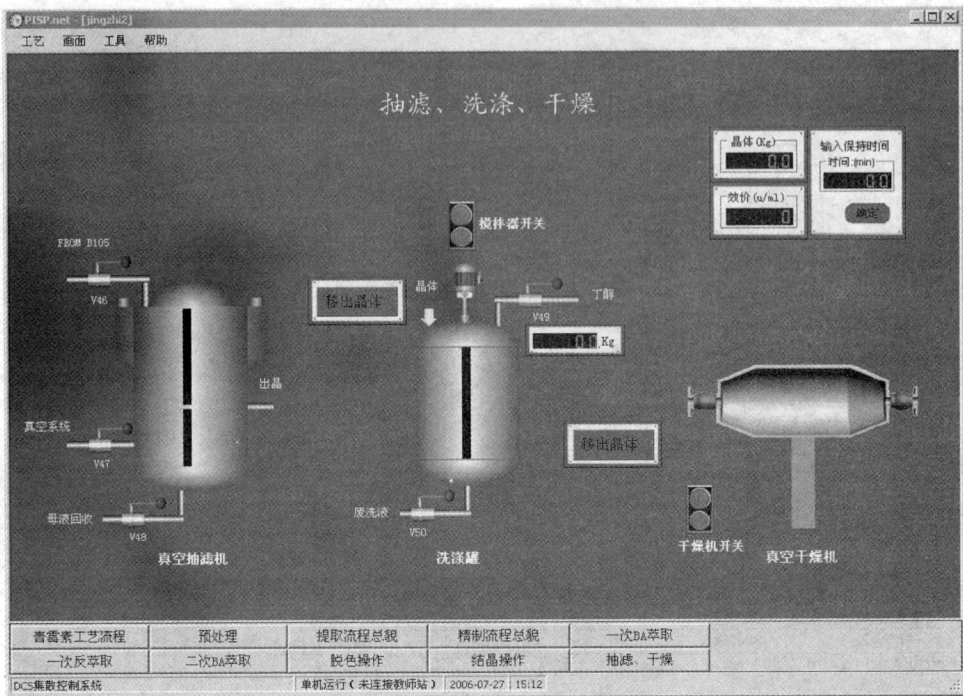

图30-15 结晶操作界面

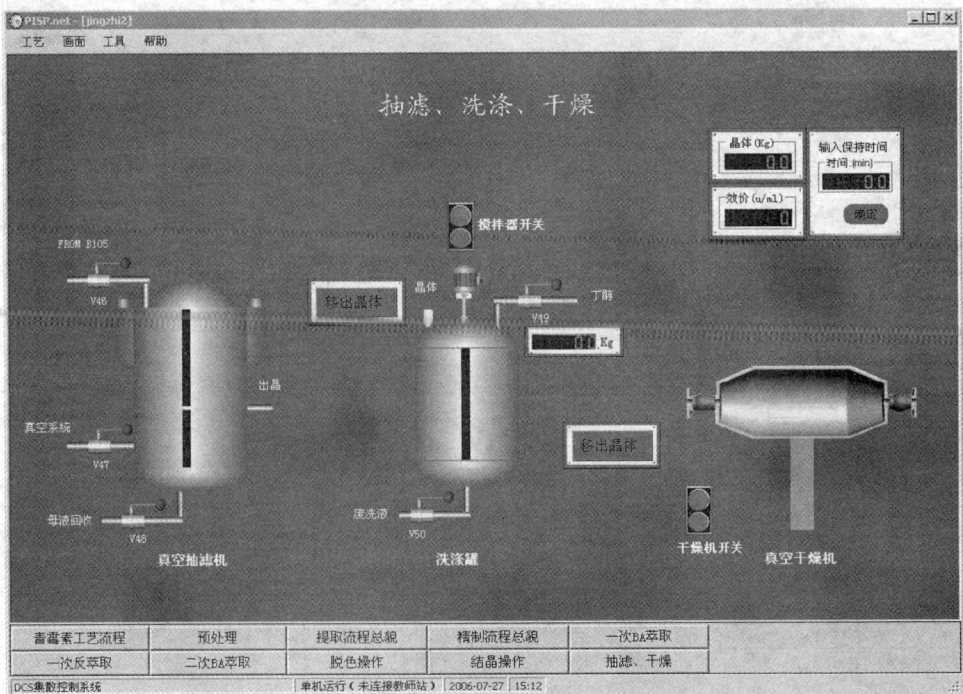

图30-16 抽滤、干燥操作界面

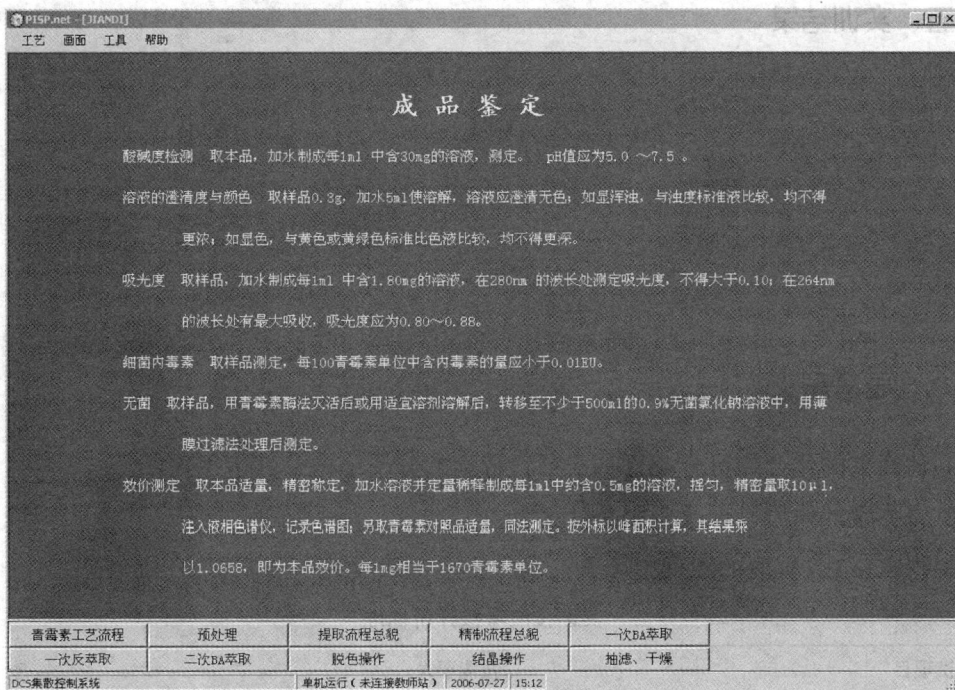

图30-17　成品鉴定界面

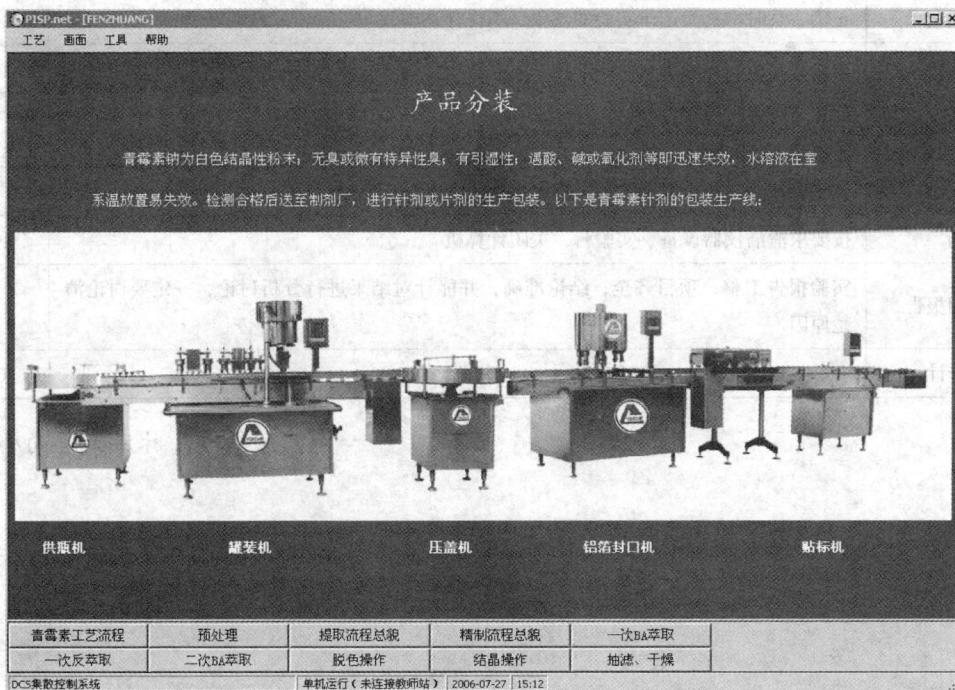

图30-18　成品分装界面

五、实训结果

六、思考题

1.什么类的化合物可合成青霉素？青霉素的分子结构及其衍生物？

2.青霉素的作用机理及应用是什么？

3.青霉素BA提取的原理是什么？为什么在提取过程中要调节pH值？

实训技能考核评价标准

测试项目	技能要求	分值
实训准备	着装整洁，卫生习惯好 实验内容、相关知识，正确选择所需的材料及设备	5
实训记录	正确、及时、真实记录实验的现象，不得存在虚假	10
实训操作	按照实验步骤正确进行实验操作及仪器使用，按时完成	10
	仿真系统进行仿真操作： ①按照实施方案、维修手册工艺规范进行操作 ②检验产品，分析数据结果，得出生产报告	50
清场	按要求清洁仪器设备、实验台，关闭计算机	10
实训报告	实验报告工整，项目齐全，结论准确，并能针对结果进行分析讨论，一定要讨论清楚原因	15
合计		100

（林凤云　向小洪）

附录　常用培养基配方

1. 肉浸液琼脂

2. 糖发酵管

3. 营养肉汤

4. HE琼脂

5. SS琼脂

6. WS琼脂

7. 麦康凯琼脂

8. 伊红亚甲蓝琼脂（EMB）

9. 血清肉汤

10. 马丁氏肉汤

11. 明胶培养基

12. 察氏培养基

13. 高盐察氏培养基

14. 马铃薯葡萄糖琼脂（PDA）

15. 马铃薯琼脂

16. 孟加拉红培养基

17. 玉米粉琼脂

18. 克氏柠檬酸盐培养基

19. 丙二酸钠培养基

20. 葡萄糖铵培养基

1.肉浸液琼脂

成分：

肉浸液肉汤（pH 7.4）	1000 ml
琼脂	17～20 g

制法：加热溶化琼脂，分装烧瓶或试管，121 ℃高压灭菌30分钟。根据需要，倾注平板或放成斜面。

2.糖发酵管

成分：

牛肉膏	5 g
蛋白胨	10 g
氯化钠	3 g
磷酸氢二钠（$Na_2HPO_4 \cdot 12H_2O$）	2 g
0.2%溴麝香草酚蓝溶液	12 ml
蒸馏水	1000 ml
pH 7.4	

制法：

（1）葡萄糖发酵管按上述成分配好后，按0.5%加入葡萄糖，分装于有一个倒置小管的小试管内，121 ℃高压灭菌15分钟。

（2）其他各种糖发酵管可按上述成分配好后，分装，每瓶100 ml，121 ℃高压灭菌15分钟。另将各种糖类分别配制10%溶液，同时高压灭菌。将5 ml糖溶液加入于100 ml培养基内，以无菌操作分装小试管。

注：蔗糖不纯，加热后会自行水解者，应采用过滤法除菌。

试验方法：从琼脂斜面上挑取小量培养物接种，于（36±1）℃培养，一般观察2～3天。迟缓反应需观察14～30天。

3.营养肉汤

成分：

蛋白胨	10 g
牛肉膏	3 g
氯化钠	5 g
蒸馏水	1000 ml
pH 7.4	

制法：按上述成分混合，溶解后校正pH，分装烧瓶，每瓶225 ml，121 ℃高压灭菌15分钟。

4. HE琼脂

成分：

胨胰	12 g
牛肉膏	3 g
乳糖	12 g
蔗糖	12 g
水杨素	2 g
胆盐	20 g
氯化钠	5 g
琼脂	18～20 g
蒸馏水	1000 ml
0.4%溴麝香草酚蓝溶液	16 ml
Andrade指示剂	20 ml
甲液	20 ml
乙液	20 ml

pH 7.5

制法：将前七种成分溶解于400 ml蒸馏水内作为基础液；将琼脂加入于600 ml蒸馏水内，加热溶解。加甲液和乙液于基础液内，校正pH。再加入指示剂，并与琼脂液合并，待冷至50～55 ℃，倾注平板。

注：①此培养基不可高压灭菌。

②甲液的配制：

硫代硫酸钠	34 g
枸橼酸铁铵	4 g
蒸馏水	100 ml

③乙液的配制：

去氧胆酸钠	10 g
蒸馏水	100 ml

④Andrade指示剂：

酸性复红	0.5 g

1 mol/L氢氧化钠溶液	16 ml
蒸馏水	100 ml

将复红溶解于蒸馏水中，加入氢氧化钠溶液。数小时后，如复红褪色不全，再加氢氧化钠溶液1~2 ml。

5. SS琼脂

基础培养基成分：

牛肉膏	5 g
胨胨	5 g
三号胆盐	3.5 g
琼脂	17 g
蒸馏水	1000 ml

将上述成分混匀，121 ℃高压灭菌15分钟，保存备用。

完全培养基成分：

基础培养基	100 ml
乳糖	10 g
枸橼酸钠	8.5 g
硫代硫酸钠	8.5 g
10%柠檬酸铁溶液	10 ml
1%中性红溶液	2.5 ml
0.1%煌绿溶液	0.33 ml

加热溶化基础培养基，按比例加入上述除染料以外的各成分，充分混匀，校正pH至7.0，加入中性红和煌绿溶液，倾注平板。

注：①制好的培养基宜当日使用，或保存于冰箱内于48小时内使用。

②煌绿溶液配好后应在10天以内使用。

③可以购用SS琼脂的干燥培养基。

6. WS琼脂

成分：

胨蛋白胨	12 g
牛肉膏	3 g
氯化钠	5 g
乳糖	12 g

蔗糖	12 g
十二烷基硫酸钠	2 g
琼脂	15 g
Andrade指示剂	20 ml
0.4%溴麝香草酚蓝溶液	16 ml
甲液	20 ml
蒸馏水	1000 ml

pH 7.0

制法：除指示剂和甲液外，将其他成分加热溶解，不需消毒，校正pH后加入指示剂和甲液，倾注平板应呈草绿色。

注：①此培养基供沙门氏菌分离用。

②Andrade指示剂和甲液的配制均见HE琼脂。

7.麦康凯琼脂

成分：

蛋白胨	17 g
际胨	3 g
猪胆盐（或牛胆盐、羊胆盐）	5 g
氯化钠	5 g
琼脂	17 g
蒸馏水	1000 ml
乳糖	10 g
0.01%结晶紫水溶液	10 ml
0.5%中性红水溶液	5 ml

制法：

（1）将蛋白胨、际胨、胆盐和氯化钠溶解于400 ml蒸馏水中，校正pH至7.2。将琼脂加入600 ml蒸馏水中，加热溶解。将两液合并，分装于烧瓶内，121℃高压灭菌15分钟备用。

（2）临用时加热溶化琼脂，趁热加入乳糖，冷至50~55℃时，加入结晶紫和中性红水溶液，摇匀后倾注平板。

注：结晶紫及中性红水溶液配好后须经高压灭菌。

8.伊红亚甲蓝琼脂（EMB）

成分：

蛋白胨	10 g
乳糖	10 g
磷酸氢二钾	2 g
琼脂	17 g
2%伊红 Y 溶液	20 ml
0.65%亚甲蓝溶液	10 ml
蒸馏水	1000 ml

pH 7.1

制法：将蛋白胨、磷酸盐和琼脂溶解于蒸馏水中，校正pH，分装于烧瓶内，121 ℃高压灭菌15分钟，备用。临用时加入乳糖并加热溶化琼脂，冷至50～55 ℃，加入伊红和亚甲蓝溶液，摇匀，倾注平板。

9.血清肉汤

在肉浸液肉汤（3.1）中按10∶1以无菌操作加马（或羊、兔）血清，即为血清肉汤。

10.马丁氏肉汤

成分：

蛋白胨液	500 ml
肉浸液	500 ml
冰乙酸	6 g
葡萄糖	10 g

制法：

1.将蛋白胨液500 ml与肉浸液500 ml混合，加热至80 ℃，加冰乙酸1 ml，摇匀，煮沸5分钟。

2.加15%氢氧化钠溶液约20 ml，校正pH至7.2。

3.加乙酸钠6 g，再校正pH至7.2。

4.继续煮沸10分钟，用滤纸过滤。在每1000 ml肉汤内，再加葡萄糖10 g。然后装瓶，每瓶500 ml。放置高压灭菌器内经121 ℃灭菌15分钟，备用。

注：蛋白胨液的制备方法如下。取新鲜猪胃，去脂，绞碎。称取350 g加50 ℃左右蒸馏水1000 ml，充分摇匀。再加盐酸（化学纯，比重1.19）10 ml，经充分混合后，置56 ℃温箱中消化24小时（每小时搅拌1～2次），消化完毕后，加热，用滤纸过滤，备用。

11.明胶培养基

成分：

蛋白胨	5 g
牛肉膏	3 g
明胶	120 g
蒸馏水	1000 ml

制法：将上述成分混合，置流动蒸气灭菌器内，加热溶解，校正pH至7.0～7.2，用绒布过滤。分装试管中，121 ℃灭菌15分钟，备用。

12.察氏培养基

成分：

硝酸钠	3 g
磷酸氢二钾	1 g
硫酸镁（$MgSO_4 \cdot 7H_2O$）	0.5 g
氯化钾	0.5 g
硫酸亚铁	0.01 g
蔗糖	30 g
琼脂	20 g
蒸馏水	1000 ml

制法：加热溶解，分装后，121 ℃灭菌20分钟。

用途：青霉、曲霉鉴定及保存菌种。

13.高盐察氏培养基

成分：

硝酸钠	2 g
磷酸二氢钾	1 g
硫酸镁（$MgSO_4 \cdot 7H_2O$）	0.5 g
氯化钾	0.5 g
硫酸亚铁	0.01 g
氯化钠	60 g
蔗糖	30 g
琼脂	20 g
蒸馏水	1000 ml

制法：加热溶解，分装后，115℃高压灭菌30分钟。必要时，可酌量增加琼脂。

用途：分离真菌。

14. 马铃薯葡萄糖琼脂（PDA）

成分：

马铃薯（去皮切块）	300 g
葡萄糖	20 g
琼脂	20 g
蒸馏水	1000 ml

制法：将马铃薯去皮切块，加1000 ml蒸馏水，煮沸10～20分钟。用纱布过滤，补加蒸馏水至1000 ml。加入葡萄糖和琼脂，加热溶化，分装，121℃高压灭菌20分钟。

用途：分离培养真菌。

15. 马铃薯琼脂

成分：

马铃薯（去皮切块）	200 g
琼脂	20 g
蒸馏水	1000 ml

制法：同马铃薯葡萄糖琼脂。

用途：鉴定真菌。

16. 孟加拉红培养基

成分：

蛋白胨	5 g
葡萄糖	10 g
磷酸二氢钾	1 g
硫酸镁（$MgSO_4 \cdot 7H_2O$）	0.5 g
琼脂	20 g
1/3000孟加拉红溶液	100 ml
蒸馏水	1000 ml
氯霉素	0.1 g

制法：上述各成分加入蒸馏水中溶解后，再加孟加拉红溶液。另用少量乙醇溶解氯霉素，加入培养基中，分装后，121℃灭菌20分钟。

用途：分离真菌及酵母。

17. 玉米粉琼脂

成分：

玉米粉	60 g
琼脂	15 ~ 18 g
蒸馏水	1000 ml

制法：将玉米粉加入蒸馏水中，搅匀，文火煮沸1小时，纱布过滤，加琼脂后加热溶化，补足水量至1000 ml。分装，121 ℃灭菌20分钟。

用途：鉴定假丝酵母及真菌。

18. 克氏柠檬酸盐培养基

成分：

枸橼酸钠	3 g
葡萄糖	0.2 g
酵母浸膏	0.5 g
单盐酸半胱氨酸	0.1 g
磷酸二氢钾	1 g
氯化钠	5 g
0.2%酚红溶液	6 ml
琼脂	15 g
蒸馏水	1000 ml

制法：将各成分混匀后加热溶解，分装于试管中，121 ℃高压灭菌15分钟。放成斜面。

试验方法：用琼脂培养物接种整个斜面，在（36±1）℃条件下培养7天，每天观察结果。阳性者培养基变为红色。

19. 丙二酸钠培养基

成分：

酵母浸膏	1 g
硫酸铵	2 g
磷酸氢二钾	0.6 g
磷酸二氢钾	0.4 g
氯化钠	2 g
丙二酸钠	3 g

0.2%溴麝香草酚蓝溶液	12 ml
蒸馏水	1000 ml

pH 6.8

制法：先将酵母浸膏和盐类溶解于蒸馏水，校正pH后，加入指示剂，分装于试管中，121℃高压灭菌15分钟。

试验方法：用新鲜的琼脂培养物接种，于（36±1）℃条件下培养48小时，观察结果。阳性者培养基由绿色变为蓝色。

20.葡萄糖铵培养基

成分：

氯化钠	5 g
硫酸镁（$MgSO_4 \cdot 7H_2O$）	0.2 g
磷酸二氢铵	1 g
磷酸氢二钾	1 g
葡萄糖	2 g
琼脂	20 g
蒸馏水	1000 ml
0.2%溴麝香草酚蓝溶液	40 ml

pH 6.8

制法：先将盐类和糖溶解于蒸馏水内，校正pH，再加琼脂，加热溶化，然后加入指示剂，混合均匀后，分装于试管中，121℃高压灭菌15分钟，放成斜面。

注：容器使用前应用清洁液浸泡。再依次用清水、蒸馏水冲洗干净，并用新棉花做成棉塞，干热灭菌后使用。当操作不注意，有杂质污染时，易造成假阳性的结果。